Claudia Moser
Karla Moser

So hilft Ihnen die Blutegel-Therapie

- Die bewährte Heilmethode neu entdeckt
- Bei welchen Krankheiten sie hilft
- So finden Sie den richtigen Therapeuten

Haug

Die Deutsche Bibliothek – CIP-Einheitsaufnahme
Ein Titeldatensatz für die Publikation ist bei Der Deutschen Bibliothek erhältlich.

© 2002 Karl F. Haug Verlag in MVS Medizinverlage Stuttgart GmbH & Co. KG,
Postfach 30 05 04, 70445 Stuttgart
Internet: www.haug-gesundheit.de

Das Werk ist urheberrechtlich geschützt. Nachdruck, Übersetzung, Entnahme von Abbildungen, Wiedergabe auf fotomechanischem oder ähnlichem Wege, Speicherung in DV-Systemen oder auf elektronischen Datenträgern sowie die Bereitstellung der Inhalte im Internet oder anderen Kommunikationsdiensten ist ohne vorherige schriftliche Genehmigung des Verlages auch bei nur auszugsweiser Verwertung strafbar.

Die Ratschläge und Empfehlungen dieses Buches wurden von Autor und Verlag nach bestem Wissen und Gewissen erarbeitet und sorgfältig geprüft. Dennoch kann eine Garantie nicht übernommen werden. Eine Haftung des Autors, des Verlages oder seiner Beauftragten für Personen-, Sach- oder Vermögensschäden ist ausgeschlossen.

Sofern in diesem Buch eingetragene Warenzeichen, Handelsnamen und Gebrauchsnamen verwendet werden, auch wenn diese nicht als solche gekennzeichnet sind, gelten die entsprechenden Schutzbestimmungen.

Lektorat: Dr. Elvira Weißmann-Orzlowski
Bearbeitung: Susanne Arnold
Fotos im Innenteil: Fridhelm Volk
Umschlagfoto: Stock Market/Fridhelm Volk
Umschlaggestaltung: Cyclus • Visuelle Kommunikation, Stuttgart
Satz: IPa, Vaihingen/Enz
Druck und Verarbeitung: Westermann Druck Zwickau GmbH

ISBN 3-8304-2072-2   1 2 3 4 5

Inhalt

Vorwort 8

Einleitung 9

Die Biologie des Blutegels 10
Die Anatomie des Blutegels 10
Die Färbung des Blutegels 11
Die Umgebung des Blutegels 12
Die Fortpflanzung des Blutegels 13
Die Nahrungsaufnahme des Blutegels 14

Die Geschichte der Blutegeltherapie 17
Vom Altertum bis 18. ins Jahrhundert 18
19. Jahrhundert 20
Die Blutegeltherapie in der modernen Medizin 22

Die Anwendung von Blutegeln 26
Die Herkunft der Blutegel 26
Die Haltung der Blutegel 27
Was macht die Wirkung der Blutegel aus? 29
Krankheiten, bei denen Blutegel angewendet werden können 30
Die Gegenanzeigen einer Blutegeltherapie 32
Die Nebenwirkungen einer Blutegeltherapie 34
    Häufige Nebenwirkungen 34
    Seltene Nebenwirkungen 36
Die Durchführung einer Blutegeltherapie 40
    Die Vorbereitung des Patienten 41
    Die Vorbereitung der Blutegel 43
    Die Räumlichkeiten für eine Blutegelbehandlung 44
    Das Ansetzen der Blutegel 44
    Die eigentliche Blutegelbehandlung 46
    Die Nachsorge des Patienten 47

Was geschieht mit den Blutegeln nach der Behandlung? 48
Pharmazeutische Verwendung 49

Die Krankheiten, bei denen Blutegel angewendet werden können 51

Erkrankungen des Bewegungsapparates 52
    Verschleißerkrankungen der Gelenke (Arthrose) 53
    Wirbelsäulenbeschwerden 57
    Bandscheibenvorfälle (Nucleus pulposus prolaps) 62
    Gelenkrheuma 66
    Hallux valgus 68
    Erkrankungen an den Sehnen 68
    Verschiedene Erkrankungen des Bewegungsapparates 70
Verletzungen und Operationen 74
    Zerrungen 74
    Steißbeinprellungen 77
    Quetschungen und Prellungen 78
    Überlastungsbeschwerden 79
    Knochenbrüche 79
    Operationen 81
    Blutergüsse 83
    Verschiedene Beschwerden durch
        Verletzungen und Operationen 87
Erkrankungen der Gefäße 88
    Durchblutungsstörungen der Beine und Arme 90
    Ohrgeräusche 92
    Schlaganfälle 93
    Krampfadern 95
    Venenentzündung 98
    Thrombosen 99
    Offene Beine 101
    Hämorrhoiden 102
    Blutschwamm 104
    Verschiedene Krankheiten der Gefäße 105

Erkrankungen der Haut 106
    Abszess 107
    Furunkulose 108
    Juckreiz 109
    Nagelbett- und andere Entzündungen 109
    Fettgewebsgeschwülste 110
    Hauttransplantation 111
Erkrankungen des Kopfes und der Nerven 112
    Kopfschmerzen 112
    Schwindel 114
    Verschiedene Krankheiten des Nervensystems 115
Erkrankungen der weiblichen Geschlechtsorgane 116
    Störungen der Monatsblutung 116
    Schmerzen bei der Monatsblutung 117
Erkrankungen der Augen 118
    Sehstörungen bei Zuckerkrankheit 118
    Sehstörungen bei anderen Erkankungen 120
Erkrankungen der Ohren 121
    Hörsturz 121
    Schwerhörigkeit 122
Erkrankungen der Zähne 123
Verschiedene Krankheiten 124
Patientenbericht 130

Wie finde ich einen geeigneten Therapeuten? 134
Kriterien für einen guten Blutegeltherapeuten 134

Therapeutenverzeichnis 136

Die häufigsten Fragen 139

Literatur 143

Vorwort

Bei der Übernahme des Berliner Lehrstuhls und gleichzeitig einer großoen Abteilung für Klinische Naturheilkunde war ich in mancher Beziehung überrascht oder erstaunt; eine Beobachtung hatte mich sogar erschreckt: In gar nicht wenigen Fällen wurden immer noch einzelne Beschwerden oder klinische Symptome mancher Patienten mit dem Blutegel behandelt. Ich kannte diese Therapie bisher nur aus der Literatur.
Ich hatte ästhetische, hygienische und ökologische Bedenken. Tatsächlich ist die species hirudo medicinalis durch eine massive industrielle Ausbeutung in einem gewissen Umfang bedroht. Ich dachte aber auch an den vielen Spott, den „ausleitende" Therapie bisher erfahren hat und sicher auch noch erfahren wird. Es ging mir um den guten Ruf, den ich für Naturheilkunde in der universitären Medizin wieder zurückgewinnen sollte. Blutegel in der Universitätsklinik?
Ich habe mich schnell belehren lassen, es galt wieder einmal, tradierte Methoden nicht leichtfertig aufzugeben, auch wenn sie zunächst befremden oder kein plausibles Erklärungsmodell vorweisen können.
Höhepunkt meiner Bekehrung war die Zusammenarbeit mit der Jüngeren der beiden Autorinnen: Die Tochter Claudia meldete sich während ihres Medizinstudiums mit dem Wunsch, über die von ihrer Mutter praktizierte Blutegeltherapie zu promovieren. In einer sehr schönen Studie bei Patienten mit Gonarthrose (degenerativen, rheumatologischen und orthopädischen Erkrankungen der Knie) mit einer zufällig ausgewählten Kontrollgruppe hat sie die Möglichkeiten dieser jahrtausende alten Therapie an einem wichtigen Beispiel eindrucksvoll belegt.
Hier bleibt nur noch Raum, um beim Leser für Vertrauen für Mutter und Tochter zu werben. Auch die etwas ausgefallenen Fälle in dieser Sammlung erscheinen mir glaubwürdig und ausreichend belegt. Wir brauchen nur wenige Jahrzehnte zurückzuschauen, dann finden wir sie auch in den großen, an den Universitäten geschriebenen Lehrbüchern der Therapie.

Prof. Dr. M. Bühring, Berlin

Einleitung

Als wir vor über 20 Jahren mit Blutegelbehandlungen begonnen haben, geschah dies mit einem gewissen Ekel vor den Tieren. Doch die guten Erfolge nach den ersten Behandlungen führten dazu, dass wir diese alte Therapie zunehmend häufiger einsetzten. Im Laufe der Zeit wurden wir immer mutiger und versuchten die Anwendung von Blutegeln bei Erkrankungen, die nicht zum in der heutigen Medizin anerkannten Einsatzgebiet dieser Therapie gehörten.
In der Zwischenzeit haben wir einige Tausend Blutegelbehandlungen durchgeführt. Immer wieder sind wir und unsere Patienten von der rasch eintretenden und hervorragenden Wirkung begeistert. Die von uns durchgeführten Studien bestätigten diese Beobachtungen.
Dieses Buch zu schreiben war eine Herausforderung und eine Chance. Wir konnten vielen Menschen Informationen über diese mehrere Jahrtausende alte, erfolgreiche Heilmethode zugänglich machen. Mancher Leser wird dadurch eventuell ermutigt, diese alternative Therapie an sich selbst durchführen zu lassen. Gleichzeitig bot sich uns auf diesem Weg die Möglichkeit, unseren Patienten für das in uns gesetzte Vertrauen zu danken.
Wir danken unserer Lektorin, Frau Dr. Elvira Weißmann-Orzlowski. Sie ermöglichte dieses Buch und stand uns mit ihrer Erfahrung zur Seite.

Claudia Moser
Karla Moser

Die Biologie des Blutegels

Der medizinische Blutegel (Hirudo medicinalis) gehört zu den Ringelwürmern, und zwar in die Familie der Kieferegel. Sie sind eng verwandt mit dem Regenwurm.

Der medizinische Blutegel kam bis Ende des 19. Jahrhunderts in ganz Europa, Nordafrika und Südwestasien vor. In andere Gegenden, zum Beispiel in Nordamerika, wurde er vermutlich durch den Menschen und die enorme Exporttätigkeit im 19. Jahrhundert verschleppt. Durch den massiven medizinischen Einsatz und die zunehmende Umweltverschmutzung war der medizinische Blutegel in Europa zu Beginn des 20. Jahrhunderts fast ausgerottet. Heute steht er unter Artenschutz. Seine Bestände haben sich in den letzten Jahrzehnten in Deutschland etwas erholt. Die Zahl der Blutegel ist deutlich angestiegen.

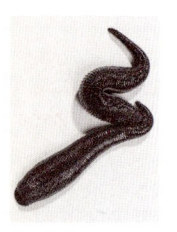

Mit diesen Tierchen sollten Sie sich jetzt anfreunden

Die Anatomie des Blutegels

Die äußere Form der Blutegel ist sehr wandlungsfähig. Je nach Muskelspannung nehmen sie eine andere Gestalt an. Wenn sie sich stark zusammenziehen, ist der Körper kurz und dick. Im Gegensatz dazu können sie sich aber auch sehr strecken. Der Körper wird dann dünn und lang. Er hat einen kreisrunden Querschnitt, der sich zu den Enden hin verjüngt. Vorn läuft der Körper spitzer zu als hinten.

Am Vorder- und Hinterende befindet sich je ein Saugnapf, wobei der hintere Saugnapf größer als der vordere ist. Dieser dient ausschließlich dem Festhalten. Im vorderen Saugnapf befindet sich die Mundöffnung. Diese besteht aus drei strahlenförmig angeordneten Kiefern, die 60–100 feine Kalkzähnchen enthalten.

In freier Natur werden Blutegel maximal 12–15 Zentimeter lang und 1–2 Zentimeter breit

Der Körper des Blutegels ist in zahlreiche Ringe unterteilt. Die Ringe entstehen durch Einkerbungen im Hautmuskelschlauch. Sie dienen als Reservoir bei der Nahrungsaufnahme. Dies führt zu einer enormen Größenzunahme der Blutegel während des Saugens. Das Größenwachstum der Blutegel geschieht durch Zellvergrößerung, nicht durch Zellvermehrung.

Erwachsene Blutegel können in Gefangenschaft 5–27 Jahre alt werden und eine Länge von 22 Zentimetern, eine Breite von 2–3 Zentimetern und ein Gewicht von 35 Gramm erreichen.

An jedem Saugnapf befindet sich ein Nervenring. Diese Nervenringe sind durch das Bauchmark verbunden, das aus ungefähr 20 Ganglienpaaren besteht. Daran sind zahlreiche Berührungsrezeptoren und einige Augenpaare auf der Oberseite am vorderen Ende des Blutegels angeschlossen. Blutegel besitzen kein Gehirn. Die Atmung erfolgt nicht mittels einer Lunge, sondern der Gasaustausch findet über die Körperoberfläche statt.

Während der Häutungszeit sind die Blutegel schlapp. Sie liegen apathisch auf dem Grund des Gewässers. Gelingt es ihnen nicht, die alte Haut abzustreifen, werden die Egel zunehmend matter und sterben dann.	*Häutungszeit*

Im Gegensatz zum Regenwurm besitzt der Blutegel kein Regenerationsvermögen verlorengegangener Körperteile.

Die Färbung des Blutegels

Beim medizinischen Blutegel wird prinzipiell zwischen Bauch- und Rückenseite unterschieden.

Die Bauchfläche ist grüngelb. Sie kann vereinzelt schwarze Flecken aufweisen, die zu den Seiten hin ineinander verfließen. Sie grenzen die Bauchseite gegen die bräunlich gelbe Seitenkante ab. Diese Seitenkante trennt die Bauch- von der Rückenseite des Blutegels.

Der Rücken ist stark gemustert und in verschiedene Teile gegliedert. Der Grundton ist dunkelolivgrün. Durch ein Paar rostbraune Längsstreifen wird der Rücken der medizinischen Blutegel in drei gleich breite Längsbahnen geteilt. Die mittlere davon imponiert als dunkelgrüner Streifen ohne irgendeine Musterung. Die beiden äußeren Längsbahnen zeigen auf dem ebenfalls olivgrünen Grundton viele schwarze und rostbraune Flecken.

■ Der Rücken des Blutegels ist lebhaft gefärbt und stark gemustert

Es gibt zahlreiche Varianten des medizinischen Blutegels hinsichtlich Färbung und Hautzeichnung. Früher wurden die Tiere deshalb je nach

Herkunftsgebiet anders bezeichnet. Man unterschied den deutschen oder medizinischen Blutegel (Hirudo medicinalis Linnè) vom ungarischen oder offizinalen Blutegel (Hirudo officinalis Linnè). Der einzige Unterschied zwischen diesen Tieren bestand in der verschiedenen Färbung ihrer Bauchseiten.

Der deutsche Blutegel hatte eine stark gefleckte Bauchseite. Sie war teilweise so stark mit schwarzen Flecken übersät, dass man den Grundton nicht mehr erkennen konnte. Die Färbung war stumpfer und eher ins Bräunliche spielend.

Der ungarische Blutegel dagegen besaß eine ungefleckte Bauchseite und eine lebhaftere Färbung mit eher grünlichen Tönen.

Heute weiß man, dass beide Arten nur Farbvarianten derselben Blutegelart darstellten.

Die Umgebung des Blutegels

Aufgrund des hohen Wassergehaltes ihres Gewebes und des mangelnden Schutzes gegenüber Verdunstung können sie nur in feuchter Umgebung überleben. Der Blutegel lebt in sauberem, kalkarmen Süßwasser. Dies können sehr verschiedene Arten von Gewässern sein. Blutegel werden in Flüssen, Bächen, Seen, Teichen, Tümpeln, Gräben, Höhlengewässern und Wasserleitungen gefunden. So gegensätzliche Verhältnisse wie Thermalwasser oder kalte Gebirgsseen schrecken sie nicht ab. Wichtig ist, dass in oder an das Wasser Vögel oder Säugetiere kommen. Nur dann können sich die Blutegel fortpflanzen. Das Ufer muss so beschaffen sein, dass sie sich zur Fortpflanzung in die Erde graben können. Dort legen sie ihre Kokons ab.

Blutegel bevorzugen flache Gewässer oder flache Uferregionen von größeren Teichen oder Seen. Das Wasser sollte nur langsam fließen und einen etwas sauren pH-Wert haben. Die Temperatur des Wassers ist eher kühl und kalt. Temperaturerhöhungen oder direkte Sonneneinstrahlung wirken sich ungünstig auf die Blutegel aus: Zuerst werden sie überaktiv, später tritt eine Hitzestarre ein, die zum Tod führt. Als natürlichen Lebensraum benötigt jeder Blutegel ein Liter Wasser. Wird die Anzahl der Blutegel zu groß, können die Tiere ohne eine Reinigung des

Wassers und Sauerstoffzufuhr nicht überleben.

Im Winter ziehen sich die Blutegel auf den ungefrorenen Grund der Gewässer zurück. Manchmal graben sie sich auch in den schlammigen Untergrund ein und überwintern dort. Allerdings halten sie keinen Winterschlaf. Ihr Aktivitätsgrad nimmt jedoch mit der Temperatur zu oder ab.

Im Wasser bewegen sich Blutegel mit delphinartigen Schwimmbewegungen fort. An Land gestaltet sich die Bewegung spannerraupenartig durch abwechselndes Festhalten der Saugnäpfe.

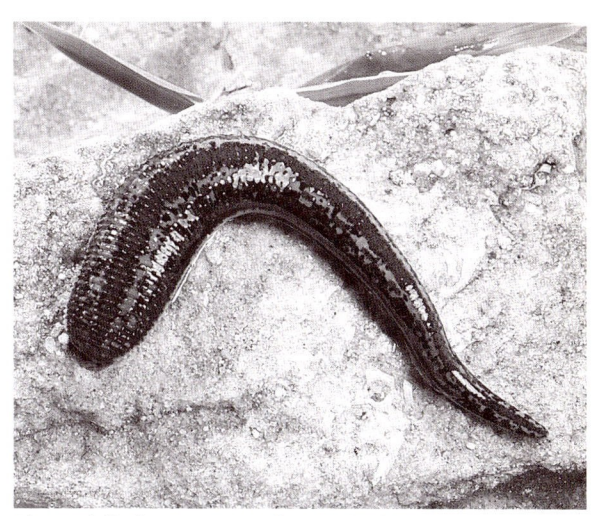

Blutegel findet man vor allem in flachen Gewässern ohne starke Strömung.

Die Fortpflanzung des Blutegels

Blutegel sind wie die Regenwürmer Zwitter. Die Befruchtungszeit ist Juni bis August, in wärmeren Regionen auch April bis Oktober.

Nach der gegenseitigen Befruchtung legen die Blutegel eichelgroße Kokons mit 5–30 Eiern in die feuchte Ufererde oberhalb der Wasserlinie ab. Die Eiablage findet in Höhlen statt, die der Blutegel selbst gräbt. Der Zeitabstand zwischen Befruchtung und Eiablage beträgt 1–9 Monate, je nach Temperatur, Ernährungszustand des Blutegels und anderen Umständen. Blutegel können 8 oder mehr Kokons in Abständen von 5–12 Tagen ablegen.

Nach ungefähr sechs Wochen entschlüpfen die jungen Blutegel aus den Kokons. Sie sind 10–20 Millimeter lang, 1–2 Millimeter breit und 70 Milligramm schwer. Die jungen Blutegel werden von ihren Eltern nicht versorgt. Nach der Ablage des Kokons verlassen die Blutegel ihre Nachkommen und kümmern sich nicht weiter um sie.

Die Nahrungsaufnahme des Blutegels

Blutegel können sehr lange Zeit ohne Nahrung leben. Als Nahrung dient ihnen ausschließlich Blut. Während einer Mahlzeit speichern sie das Blut in großen Blindsäcken. Von diesem Blutvorrat können sie über Monate hinweg leben.

Um diesen Blutvorrat bei einer Mahlzeit aufzunehmen, erhöht der medizinische Blutegel sein Körpergewicht während des Saugens auf das bis zu 10fache seines Ausgangsgewichts. Entsprechend vergrößert sich sein Körpervolumen.

Das Blut in den Blindsäcken wird durch die Substanzen aus dem Blutegelsekret ungerinnbar gemacht. Noch nach 18 Monaten ist der Inhalt der Blindsäcke flüssig, nicht zersetzt und enthält intakte Blutkörperchen.

In Gefangenschaft konnten Blutegel länger als 24 Monate ohne Nahrung am Leben gehalten werden

Mit fortschreitendem Verbrauch der Nahrungsvorräte und dem danach einsetzenden Hungerzustand werden die Blutegel wieder kleiner.

Junge Blutegel ernähren sich vorwiegend vom Blut kleiner wechselwarmer Tiere wie Frösche, Kaulquappen, Kröten, Molche, Fische oder auch Insektenlarven. Für das Wachstum ist das Blut dieser wechselwarmen Tiere ausreichend. Die Aufnahme von Blut warmblütiger Tiere ist für die Fortpflanzungsfähigkeit der Blutegel wichtig. Blutegel, die Warmblüterblut zu sich genommen haben, werden früher geschlechtsreif und legen in ihre Kokons mehr Jungtiere ab.

Schon häufig haben wir beobachtet, dass sich kleine Blutegel an die großen Tiere ansetzen. Sie saugen das ungerinnbar gemachte Blut aus den Blindsäcken der großen Blutegel. Dies stellt für die großen Tiere kein Problem dar, solange es nicht sehr viele kleine Tiere sind, die sich an einem großen Blutegel satt fressen. Das schwächt den großen Blutegel so sehr, dass er stirbt.

Auf Wasserbewegungen, die von potenziellen Wirtstieren ausgelöst werden, reagiert der Blutegel äußerst sensibel. Hat er sein Opfer erreicht, setzt er sich auf der Haut fest und beginnt eine geeignete Stelle zum Saugen zu suchen. In den meisten Fällen beißt er nicht sofort zu. Mit dem lang gestreckten vorderen Ende sucht er tastend nach einer geeigneten Bissstelle. Hat er diese gefunden, saugt sich der Blutegel mit dem hinteren Saugnapf in der Nähe fest. Dann setzt er den Kopf senkrecht von oben auf die Haut auf. Dabei verbreitert sich der vordere Saugnapf und bildet eine kreisrunde, fest anhaftende Scheibe. Danach werden die dem Kopf benachbarten Leibesringe gegen das Kopfende geschoben, sodass sich der dem Kopf angrenzende Leib ebenfalls senkrecht nach oben aufrichtet. Zum Durchsäbeln der Haut bewegen sich die Kiefer des Blutegels bogenförmig hin und her. Durch den dreistrahligen Kiefer entsteht eine kleine, sternförmige Wunde.

Der Biss des Blutegels ist relativ schmerzarm. Er wird von den Patienten häufig mit einem Insekten- oder Nadelstich verglichen. Ob der Blutegel die Hautoberfläche mit einem lokal wirksamen Mittel betäubt oder nicht, ist heute noch nicht bekannt. Biologisch gesehen wäre dies durchaus sinnvoll.

Die Bisswunde des Blutegels ist ungefähr 1–2 Millimeter groß

Nach dem Biss des Blutegels tritt beim Patienten ein leichtes Brennen oder Stechen auf. Man kann es mit dem Brennen bei der Berührung einer Brennnessel vergleichen. Nach einigen Minuten hört dieses Brennen auf, kann aber während des Saugens erneut auftreten. Dann allerdings nur für einige Sekunden.

Während des Saugens scheidet der Blutegel ein Sekret in die Wunde ab. Dieses enthält unter anderem eine Histamin-ähnliche Substanz, die die Blutgefäße erweitert. Dadurch wird die Blutfülle im Gewebe rund um die Wunde erhöht. Zudem wird Hirudin abgegeben, das die Blutgerinnung hemmt. Im Sekret sind noch weitere Substanzen enthalten, die unter anderem gerinnungs- und entzündungshemmende Eigenschaften besitzen.

Um die Nahrung zu konzentrieren, nimmt der Magen des Blutegels während der Mahlzeit Wasser auf. Die letztendlich gespeicherte Blutmenge entspricht nur ungefähr 60 % des aufgenommenen Blutvolumens. Das überflüssige Wasser wird noch während des Fressens als schleimiges Sekret über die Haut abgegeben. Es schützt den Egel gleichzeitig vor dem Austrocknen.

Nach 20 Minuten bis 2 Stunden ist der Egel gesättigt und lässt los. Der Kiefer des Blutegels bleibt nicht in der Haut des Opfers zurück. Nur bei einem gewaltsamen Entfernen des Blutegels kann es passieren, dass der Kiefer aus der Mundöffnung des Blutegels gerissen wird und in der Wunde zurückbleibt.

Pro Mahlzeit saugt ein Blutegel 3–6 Milliliter Blut. Durch die Nachblutung verliert das Opfer weitere 20–30 Milliliter Blut.

Nach der Nahrungsaufnahme ist der Blutegel prall geschwollen und stark in seiner Beweglichkeit eingeschränkt. Erst nach einer Woche ist er wieder zu einer schlängelnden Schwimmbewegung fähig.

Das gespeicherte Blut wird in der Regel in 5–18 Monaten verdaut, aber bereits nach ungefähr 3–4 Monaten ist der Blutegel erneut beiß- und saugwillig.

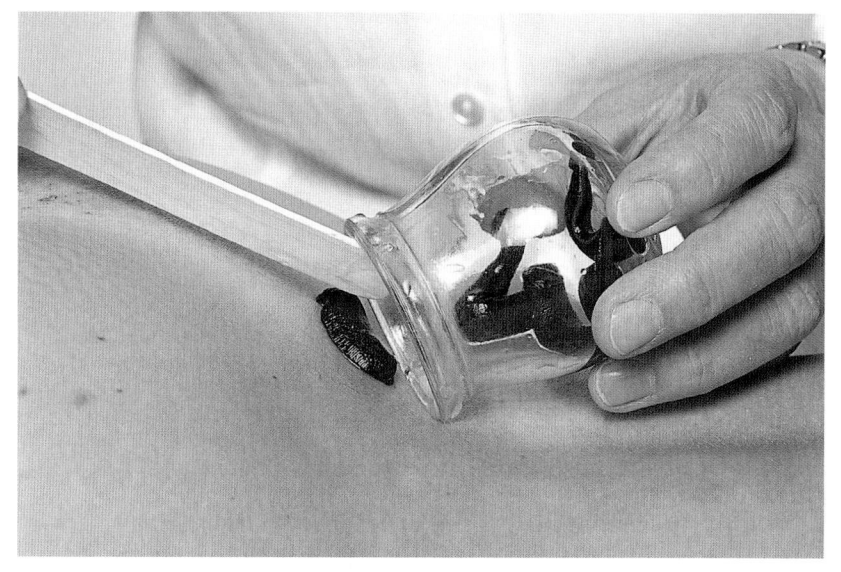

Mit einem Holzspatel die Blutegel aus dem Glas genommen und auf der Haut aufgesetzt.

Die Geschichte der Blutegeltherapie

Die Blutegeltherapie ist eine Methode, die zu den Blutentziehungsverfahren gehört. Blutentziehungen wurden von jeher bei Krankheiten angewendet. In der Geschichte der meisten Naturvölker finden sich Hinweise auf den therapeutischen Einsatz der Blutentziehung. Ausgenommen davon waren China und Japan. Dort wurde die Blutentziehung aus religiösen Gründen nicht durchgeführt.

> Zu den Blutentziehungsverfahren gehört auch das Saugen mit dem Mund auf unverletzter Haut. Dadurch wird ein Bluterguss erzeugt, dem eine heilende Funktion nachgesagt wird. Eine Abwandlung davon ist sicher das Aussaugen von Wunden, zum Beispiel nach der Verletzung durch ein giftiges Tier.

Blutentziehungsverfahren

Oft wurde auch die Skarifikation angewendet. Dabei wurde die Haut eingeritzt und danach die Wunde mit Kräutern oder Pfeffer bedeckt.
Das Schröpfen, eine weitere Möglichkeit der Blutentziehung, kann trocken oder nass durchgeführt werden. Das trockene Schröpfen (unblutiges Schröpfen), also das Aufsetzen der Saugnäpfe auf unverletzte Haut, hat einen vergleichbaren Effekt wie das oben erwähnte Saugen mit dem Mund. Es wird eine stark erhöhte Durchblutung, eventuell bis zu einem Bluterguss, erzeugt. Die Wirkung des Schröpfens ist nach unserem heutigen Wissensstand jedoch wesentlich intensiver. Sogar Organfunktionen werden dadurch beeinflusst.
Beim nassen Schröpfen (blutiges Schröpfen) wird die Haut eingeritzt und dann die Schröpfköpfe aufgesetzt. Durch das Vakuum unter den Schröpfköpfen wird Blut aus den Hauteinritzungen gezogen.
Der Aderlass – wohl das bekannteste Blutentziehungsverfahren – verursacht den größten Blutverlust.
Ebenso wie diese Verfahren hatte auch die Behandlung mit Blutegeln ihren festen Platz im therapeutischen Spektrum früherer Behandler. Anhand von Wandmalereien kann vermutet werden, dass schon in der Steinzeit Menschen mit Blutegeln behandelt wurden.
Betrachtet man die Völker in allen Erdteilen, finden sich fast überall Hinweise auf die Blutegeltherapie als fester Bestandteil bei der Behand-

lung von Krankheiten. Noch heute werden bei vielen Naturvölkern Blutegel zur Heilung eingesetzt. Aber nicht nur bei primitiven, sondern auch bei kulturell höher entwickelten Völkern ist die Blutegeltherapie angewendet worden. So findet man den Nachweis für ihren Einsatz in Keilschriften der Babylonier und in archäologischem Gut aus der 18. Dynastie (1567–1308 v. Chr.) in Ägypten. Auch bei den Azteken und nordamerikanischen Indianerstämmen wurden Menschen mit Blutegeln beziehungsweise Blutentziehungsverfahren behandelt.

Auch in Indien war die Blutegeltherapie ein wichtiges therapeutisches Instrument. Ab dem 5. Jahrhundert v. Chr. wurden dort Blutegel gezüchtet. In der Literatur der damaligen Zeit wurden bereits genaue Anwendungsgebiete für die Blutegelbehandlung beschrieben.

▎ Blutegel wurden schon vor dreitausendfünfhundert Jahren therapeutisch eingesetzt

Sogar in China und Japan verwendete man die Blutegel zu therapeutischen Zwecken. Allerdings wurden dafür keine lebenden Blutegel benutzt; das war aus religiösen Gründen verboten. Sie wurden zu Pulver verarbeitet, das als potenzsteigernde Substanz galt. Daneben wurde es auch zu kosmetischen Zwecken eingesetzt, unter anderem als Haarfärbemittel.

Vom Altertum bis ins 18. Jahrhundert

In Europa waren die Blutegel zuerst nur als Parasiten bekannt. Immer wieder werden in Texten aus der Zeit um 500 bis 300 v. Chr. Verfahren zur Behandlung verschluckter Blutegel erwähnt. Unter anderem wurde das Trinken von Säuren oder das Inhalieren von Rauch empfohlen. Hippokrates (460–377 v. Chr.) kannte die Blutegel vermutlich nur als Parasiten.

Auf indischen Quellen beruht wahrscheinlich die Verwendung des Blutegels zur Behandlung von Krankheiten in Alexandria. Dort wurde historischen Quellen zufolge die Blutegeltherapie bereits im 3. Jahrhundert v. Chr. eingesetzt. Nikander von Kolophon (zirka 200–131 v. Chr.) scheint von dort beeinflusst gewesen zu sein. Er schrieb als Erster im europäischen Raum über den Nutzen der Blutegel.

Bedeutend wurde die Blutegeltherapie allerdings erst durch Themison von Laodikeia (123–43 v. Chr.), den Begründer der methodischen Schule. Er führte alle Krankheiten entweder auf einen Zustand der Spannung (status strictus) oder der Erschlaffung (status laxus) zurück. Er ordnete die Blutegeltherapie – wie auch die anderen Blutentziehungsmethoden – den entspannenden Verfahren zu. Diese waren nach seinem Gedankenmodell bei allen Spannungszuständen indiziert.

Nach Rom gelangte die Blutegelbehandlung erst im 1. Jahrhundert n. Chr. durch die Methodiker. Der ältere Plinius (23–79 n. Chr.) erwähnte die Therapie mit Blutegeln besonders bei Gichtanfällen und Hämorrhoidalbeschwerden. Die Blutegelasche – vermischt mit Essig – sollte auch ein gutes Enthaarungsmittel sein.

Ab der Mitte des 1. Jahrhunderts n. Chr. breitete sich in Rom das Wissen um die Blutegeltherapie in der gesamten Bevölkerung aus. Der Blutegel bekam einen volkstümlichen Namen („sanguisuga") und wurde – unabhängig von einer der großen medizinischen Schulen – in der Volksmedizin eingesetzt.

Galen (130–201 n. Chr.) war ein Befürworter der Blutentziehungsmaßnahmen, da seiner Meinung nach durch diese die krankheitsverursachenden Säftestockungen beseitigt werden konnten. Das Ableiten der Säfte war die Therapie der Wahl. Aus dieser Zeit stammt auch die Meinung, dass der Blutegel den anderen Blutentziehungsmethoden vorzuziehen sei, da er die Fähigkeit besitze, kranke Säfte aus dem Körper zu entfernen. Von Antyllos wurde als Erstem die Bdellotomie erwähnt. Dabei wird dem vollgesogenen Blutegel das Hinterteil abgeschnitten. Dadurch kann das in den Blindsäcken gespeicherte Blut auslaufen und der Blutegel saugt zeitlich unbegrenzt weiter. Erst durch gewaltsames Entfernen des Egels kann der Saugakt unterbrochen werden. Dieses Verfahren wurde bis in das 20. Jahrhundert immer wieder beschrieben und angewendet.

In den folgenden Jahrhunderten wurden Blutegel je nach Schule bei den verschiedensten Krankheiten therapeutisch eingesetzt. In ganz Südeuropa, von Byzanz bis Spanien, und in der arabischen Welt wurde mit Blutegeln behandelt. Die arabischen Völker bevorzugten allerdings aus religiösen Gründen das Schröpfen. Blutegel wurden dort nur bei Hautkrankheiten eingesetzt.

Im Altertum wurden neben der therapeutischen Verwendung der Blutegel auch immer Mittel gegen verschluckte Blutegel aufgeführt. Anscheinend kam dieses Ereignis gar nicht so selten vor. Diese Unglücksfälle sind bis in unsere Zeit dokumentiert. Johnson beschrieb in einem *Med. and Phys. Journal* zu Beginn des 19. Jahrhunderts die Probleme durch verschluckte Blutegel im napoleonischen Feldzug nach Ägypten und Syrien.

In den Niederlanden und in Deutschland war die Blutegeltherapie bis zur zweiten Hälfte des 16. Jahrhunderts völlig unbekannt. Erst zu Beginn des 17. Jahrhunderts stieg der Bekanntheitsgrad dieser Therapie. Im 18. Jahrhundert finden sich in der englischen Literatur Anleitungen für Blutegelbehandlungen.

Die Hochburg der Blutegeltherapie war und blieb Italien. Dort war sie ein wesentlicher Bestandteil der täglichen medizinischen Praxis. Nicht selten setzten die Ärzte der damaligen Zeit bei jeder Erkrankung Blutegel ein.

In den auf Galen folgenden 1.500 Jahren bauten fast alle medizinischen Lehren auf seinem Gedankengut auf. Für Galen war die Blutegeltherapie ein wichtiges Heilverfahren; dadurch erhielt sie ihren festen Platz in der Therapie. Ihre Bedeutung wurde nie infrage gestellt. In diesem Zeitraum änderte sich im Prinzip nichts an der Anwendung und Handhabung der Blutegelbehandlungen.

Diese Therapieform war so stark in die Volksmedizin eingebunden, dass es im späten Mittelalter und danach kaum Niederschriften zu der Durchführung der Blutegelbehandlung oder deren Anwendungsgebieten gibt. Die Kenntnisse über die Anwendung und Handhabung der Blutegel gehörten selbstverständlich zum allgemeinen medizinischen Wissen.

19. Jahrhundert

Mit dem Beginn des 19. Jahrhunderts änderte sich die Häufigkeit der Anwendung von Blutegeln. Die Blutentziehung insgesamt, aber besonders die Blutegelbehandlungen, nahm gewaltige Ausmaße an. Ausgehend von Frankreich, breitete sich dieser Trend über ganz Europa und Nord-Amerika aus. Treffend wird jene Phase in der Medizingeschichte als „Vampirismus" bezeichnet. Ihr Höhepunkt wurde in der Mitte des 19. Jahrhunderts erreicht.

Ein starker Verfechter dieses „Blutentziehungswahns" war François-Joseph-Victor Broussais (1772–1830), nach dem diese Richtung der Medizin auch als „Broussaisismus" benannt wird. Er sah alle Krankheiten als Folge übermäßiger Reizungen an, die sich in Blutanhäufungen, Entzündungen und so weiter auswirkten. Sein besonderes Augenmerk galt dem Magen-Darm-Trakt, dessen Schleimhaut besonderen Irritationen ausgesetzt war. Dies war für ihn die Ursache der meisten Krankheiten. Therapiert wurde mittels örtlicher Blutentziehung, Anwendung von Kälte und Verabreichung säuerlicher und schleimiger Mittel.

> Die Angaben zur Blutegeleinfuhr veranschaulichen deutlich die rasante Zunahme der Blutegelbehandlungen. 1827 betrug die Blutegeleinfuhr nach Frankreich knapp 34 Millionen Blutegel, 1829 44,5 Millionen und 57,5 Millionen im Jahr 1832. Bis 1850 stieg die Menge auf 100 Millionen Tiere pro Jahr an. Und sogar 1904 – als die Blutegelbehandlung ihren Zenit schon lange überschritten hatte – wurden in Frankreich noch 16,5 Millionen Tiere pro Jahr verbraucht.

Blutegeleinfuhr

In England wurden Ende des 19. Jahrhunderts jährlich 16 Millionen Blutegel verbraucht. In Deutschland wurden zu dieser Zeit noch jährlich 25 Millionen Tiere im Inland eingesetzt und weitere 30 Millionen exportiert. In den außereuropäischen Ländern wurden zudem noch die einheimischen Blutegelarten reichlich verwendet, zum Beispiel in den USA, Mexiko und den anderen südamerikanischen Staaten, Australien, Südafrika, Japan, Indien, Ceylon und den Philippinen.

Broussais hatte schon 1819 einen Bedarf von 100.000 Blutegeln pro Jahr in seinem Pariser Krankenhaus. Er war so überzeugt von seiner Methode, dass er sich selbst bei einer Erkrankung innerhalb von zwei Tagen über 60 Blutegel ansetzte.

Als übliche Menge wurden bei einer einmaligen Anwendung 60–80 Tiere genommen. Es existieren Berichte, dass bei einem Patienten im Verlaufe einer Krankheit 1.800 Blutegel verwendet wurden! Kein Wunder, dass dieser Patient die Krankheit nicht überlebte.

Die Begeisterung für die Blutegelbehandlung wurde sogar in die Mode Deutschlands, Englands und Frankreichs übertragen. Es gab Stoffe für

Damenbekleidung mit Blutegelmustern und „robes à la broussais". In Frankreich, Deutschland, England, Schottland, Portugal, Spanien, Italien, Polen und Ungarn waren die Tiere fast ausgerottet. Nur an ganz wenigen Stellen wurden noch Restbestände gefunden. Zusätzlich vernichtete die zunehmende Industrialisierung die Lebensräume der Blutegel.

Die Tiere wurden aus Syrien, der Türkei, Russland und Zentralasien importiert. Dies geschah damals auf dem Landweg mit besonderen, extra für diesen Zweck gebauten Wagen. 14 Tage Transportzeit waren keine Seltenheit. Oft wurden die Tiere dann in ihrem Bestimmungsland erneut verpackt und nach Übersee exportiert. Diese weiten Transportwege führten zu sehr hohen Verlusten an Tieren. Man nahm an, dass nur jeder 10. Blutegel seinen Bestimmungsort lebend erreichte.

> Der übermäßige Verbrauch der Blutegel führte schon vor 1850 dazu, dass fast in ganz Europa keine Blutegel mehr zu finden waren

Bereits in den zwanziger Jahren des 19. Jahrhunderts war das Blutegelgeschäft der wichtigste Wirtschaftszweig im Bereich der Medizin. Schon früh entstanden Blutegelzüchtereien, die den einheimischen Bedarf jedoch bei weitem nicht decken konnten.

Ein weiteres Problem stellte für die Patienten der enorme Blutverlust dar, der bei den wiederholten Blutegelbehandlungen mit diesen vielen Tieren entstand. Oft überlebten die Patienten diese Art der Behandlung nicht. Aufgrund der gehäuft auftretenden Todesfälle traten in der 2. Hälfte des 19. Jahrhunderts immer mehr Kritiker gegen die übersteigerte Anwendung von Blutegeln auf. Dies führte dazu, dass nach 1850 der Verbrauch an Blutegeln und die Häufigkeit der Blutegeltherapie stark zurückgingen.

Die Blutegeltherapie in der modernen Medizin

Mit dem Aufkommen der Organpathologie von Virchow und der Bakteriologie verschwand die Blutegeltherapie mehr und mehr aus dem medizinischen Repertoire. Ihr fehlte – wie allen Blutentziehungsverfahren und der gesamten Humoralpathologie – die wissenschaftliche Grundlage. Die Säftelehre wurde nunmehr völlig verworfen und mit ihr die humoraltherapeutischen Verfahren. Vor allem die Blutegelbehandlung geriet wegen ihrer fehlenden Keimfreiheit in Verruf. Blutentziehungen wurden nur noch im Rahmen der Volksmedizin durchgeführt. Sie hat das Wissen über die alten Heilweisen in Form der Naturheilkunde bis heute bewahrt. Die Volksmedizin wurde durch die wissenschaftliche Entwicklung nicht berührt. Auch den Vampirismus in seinen Extremen hatte sie nicht mitgemacht.

Mit dem Ende des 19. Jahrhunderts ging auch die Blütezeit der Blutegeltherapie zu Ende

Nur in Bulgarien, der Türkei und in Persien wurde die Blutegeltherapie auch weiterhin häufig verwendet, und auch in Frankreich konnte sie nie ganz verdrängt werden.

Trotz der Ablehnung der Blutegelbehandlung durch die wissenschaftliche Medizin wurde viel mit Blutegeln geforscht. Man versuchte die Wirkungsweise der Blutegel zu ergründen. 1884 entdeckte Haycroft als erster im Sekret der Blutegel eine Substanz, die die Blutgerinnung hemmt. 1903 wurde diese Substanz von Jacobi isoliert und Hirudin genannt. 1939 entdeckte dann Lindemann Histamin im Sekret der Blutegel. Dies machte er für die entzündlichen Reaktionen um die Bissstellen der Blutegel verantwortlich.

Wirkungsweise

Bis etwa 1920 blieb es in Deutschland ruhig um die Blutegelbehandlung. Dann erlebten die Naturheilverfahren weltweit eine Renaissance und mit ihr die Blutegeltherapie. Es kam zu einer Häufung von Untersuchungen und Erfahrungsberichten. Stark zu ihrer Verbreitung hat die Konstitutionstherapie beigetragen, die damals von Wien ausging (Aschner). Allerdings beschränkten sich die Anwendungen der Blutegel vor allem auf venöse Blutgerinnsel (Thrombose) und Venenentzündungen (Thrombophlebitis). Es gab kaum Veröffentlichungen mit Blutegelbehandlungen bei anderen Erkrankungen.

1935 erschien das Buch „Die Blutegelbehandlung" von Heinz Bottenberg. In diesem Buch wurden die Veröffentlichungen der letzten Jahre und die eigenen Erfahrungen des Autors mit der Blutegeltherapie dargestellt. Seiner Meinung nach unterteilte sich die Wirkung der Blutegelbehandlung in eine lokale und eine systemische Komponente. Örtlich sollten die Blutegel blutgerinnungshemmend, lymphstrombeschleunigend, abwehrsteigernd und gefäßkrampflösend wirken. Die allgemeinen Wirkungen waren entlastend, entzündungshemmend, krampflösend, beruhigend, aufsaugend und abwehrstärkend. Mit diesen Erfolgen begründete er seine Anwendungsgebiete.

Als mögliche Therapie sah er die Blutegel bei Krankheiten, die die zentrale Kreislauffunktion oder die Säfteverteilung und Blutbeschaffenheit beziehungsweise das Abwehrsystem betrafen. Als Anwendungsgebiete benannte er folgende Krankheitsgruppen: Anschoppungs- und Stauungszustände, Krankheiten mit spastischen Erscheinungen der Blutgefäße und überall dort, wo ein Aderlass aus einer Vene aus technischen oder anderen Gründen nicht durchführbar ist.

Im Einzelnen nannte er Erkrankungen des Venensystems wie Krampfaderbeschwerden, Gefäßverschlüsse, akute oder chronische Venenentzündungen, Vorbeugung gegen Gefäßverschlüsse, auch in der Lunge (Lungenembolie), chronisches Unterschenkelgeschwür und Hämorrhoiden. Des Weiteren erwähnte er viele chronische und akute Entzündungszustände, zum Beispiel Mandelentzündungen, -vereiterungen, Hirnhautentzündung, Furunkel, Lungenentzündung, Parodontose, Mittelohrentzündung, Nasennebenhöhlenentzündungen, entzündliche Erkrankungen der Haut, Blinddarmentzündung, entzündliche Erkrankungen der Genitalorgane, Gelenkentzündungen, Gicht, Lymphknotenschwellungen.

Eine weitere Krankheitsgruppe waren Stauungszustände wie Verstauchungen, Verrenkungen, Blutergüsse, Verschleißerscheinungen der Gelenke, Bluthochdruck, Hinterhauptkopfschmerz und Wechseljahrbeschwerden. Auch führte er Erkrankungen mit spastischen Erscheinungen wie Migräne, Durchblutungsstörungen des Herzens (Angina pectoris) und schmerzhafte Monatsblutungen auf. Kein anderes Buch enthielt so viele praktische Tipps zur Anwendung der Blutegeltherapie.

Bottenbergs Buch ist bis in unsere Zeit das Standardwerk zur praktischen Durchführung der Blutegeltherapie geblieben

Das zunehmende Interesse an Blutegeln zeigen auch die Angaben dreier großer deutscher Blutegelhandlungen. 1940 verkauften sie zusammengerechnet zirka 2 Millionen Blutegel. Zu dieser Zeit schien die Blutegelbehandlung auf dem Vormarsch zu sein.

Aber schon um 1950 ging das Interesse an der Blutegelbehandlung erneut zurück. Sie verschwand aus dem Blickfeld der Schulmedizin.

Das Wissen um die Wirkungen der Blutegeltherapie blieb nur in der Naturheilkunde erhalten. Die Blutegeltherapie wurde fast ausschließlich von Heilpraktikerin und Landärzten durchgeführt. Es wurden nur noch vereinzelt Artikel über diese Therapie veröffentlicht.

Um 1960 erschien die erste Veröffentlichung über die Anwendung der Blutegel in der Transplantationsmedizin. Weitere 20 Jahre mussten vergehen, bis die Blutegeltherapie in die wissenschaftliche Medizin Eingang fand. Im Verlauf der Achtzigerjahre des 20. Jahrhunderts erschienen immer mehr Artikel und Veröffentlichungen über die erfolgreiche Anwendung von Blutegeln bei Replantationen. Vor allem die Behandlung von venösen Stauungszuständen in wieder angenähten Fingern und Zehen wurde beschrieben. Vereinzelt wurden auch Artikel über Anwendungen bei anderen Erkrankungen veröffentlicht.

Bis heute ist die Blutegeltherapie nicht aus ihrem Schattendasein getreten. In den letzten Jahren kommt von Seiten der Bevölkerung zunehmend der Wunsch nach Blutegelbehandlungen auf. Obwohl die Blutegeltherapie in der Naturheilkunde nie ganz aus dem therapeutischen Spektrum verschwunden war, ist sie bis heute in der wissenschaftlichen Medizin nicht anerkannt.

Im Jahr 2002 wird eine Studie veröffentlicht, in der die therapeutische Anwendung der Blutegel bei Verschleißerscheinungen der Knie untersucht wurde. Dies ist nach unserem Wissen überhaupt die erste klinische, am Patienten durchgeführte Studie zu diesem Thema. Dabei erwies sich die Blutegeltherapie bei der Behandlung von Knieschmerzen als äußerst erfolgreich.

Die Anwendung von Blutegeln

In diesem Kapitel beschreiben wir, wo die Blutegel herkommen, wie sie gehalten werden und welche Kenntnisse man benötigt, um eine Blutegelbehandlung korrekt durchführen zu können. Obwohl wir der Ansicht sind, dass Blutegel von einem im Umgang mit Blutegeln erfahrenen und medizinisch vorgebildeten Therapeuten angesetzt werden sollte, werden wir in diesem Buch die genaue Durchführung einer Blutegeltherapie erläutern. Wir können nicht verhindern, dass sich Menschen ohne medizinische Vorkenntnisse Blutegel selbst ansetzen. Mit der ausführlichen Darstellung des Ablaufs einer Blutegelbehandlung wollen wir in diesen Fällen wenigstens erreichen, dass die Behandlung ordnungsgemäß erfolgt. Dadurch sollen die Risiken, zum Beispiel durch fehlende Abklärung der Gegenanzeigen, verringert werden. Die Kenntnisse über die möglichen Nebenwirkungen einer Blutegelbehandlung erhöhen die Sicherheit im Umgang mit den Blutegeln.

> Die Blutegeltherapie muss von einem im Umgang mit Blutegeln erfahrenen oder gut geschulten Therapeuten durchgeführt werden

Die Herkunft der Blutegel

Blutegel sind heute in Deutschland sehr selten zu finden. Aufgrund der starken Verschmutzung der Gewässer können sie an vielen Orten nicht überleben. Die meisten Tiere, die in Deutschland verkauft werden, stammen aus Importen. Dabei werden die Blutegel in der Türkei und in Kroatien als „Wildfang" gesammelt. In der Türkei leben die Blutegel in Gewässern, die in großen Naturschutzgebieten liegen. In diesen Gegenden sind keine Menschen ansässig. Die Blutegel ernähren sich vom Blut der Frösche und Fische oder der Tiere, die zum Trinken an eines der Gewässer kommen. Für den Export werden sie gesammelt, in Leinensäcke verpackt und in die ganze Welt verschickt. Für die pharmazeutische Industrie werden die Blutegel nicht lebend, sondern tiefgefroren versendet.

Da die Blutegel unter Artenschutz stehen, muss jeder Import/Export von der CITES-Behörde (Internationale Artenschutzkommission) in

Genf und dem Bundesamt für Naturschutz in Bonn genehmigt werden. Von den Exporteuren und der türkischen Veterinärbehörde liegen dazu Bescheinigungen vor, dass die Blutegel noch keinen Kontakt mit Menschen hatten und frei von gefährlichen Krankheitserregern sind.

In Deutschland selbst gibt es nach unserem Wissen zwei Zuchtanlagen für Blutegel. Diese Händler verkaufen neben den selbst gezüchteten Tieren auch importierte Blutegel. Die Zuchtegel haben den Nachteil, dass sie sehr teuer sind.

> Die Zuchtegel werden mit Blut von Tieren aus biologisch kontrollierten Betrieben gefüttert

Momentan ist es so, dass die Anzahl der gezüchteten Blutegel bei weitem nicht reichen würde, um den Bedarf in Deutschland zu decken.

Die Haltung der Blutegel

Blutegel leben in Gewässern mit klarem, nur langsam fließendem Wasser. Die Haltung der Tiere kann in Aquarien oder größeren Behältern aus Glas, Ton oder lebensmittelechtem Kunststoff erfolgen. In Aquarien kann man den Blutegeln einen lebensnahen Raum mit Bepflanzung, Schlamm und Steinen schaffen.

Zur Aufbewahrung, vor allem für Therapeuten, bieten sich Gläser mit ein bis zwei Liter Fassungsvermögen an (zum Beispiel ein einfaches Gurkenglas). Der Schraubdeckel muss mit Luftlöchern, die maximal einen Millimeter im Durchmesser haben dürfen, versehen sein. Dabei muss darauf geachtet werden, dass die Luftlöcher von innen nach außen gestanzt werden. Dadurch können sich die Blutegel nicht an den scharfen Kanten der Löcher verletzen. Der Verschluss des Glases kann auch mit einem Stück Leinenstoff oder Gaze erfolgen, das mit einem Gummi straff über die Öffnung gespannt wird. Egal, wie der Behälter verschlossen wird, wichtig ist, dass der Verschluss dicht ist. Blutegel haben die leidige Angewohnheit, ganz schnell auf Wanderschaft zu gehen. Der Weg zur Flucht kann sehr eng sein. Der Blutegel bahnt sich fast immer einen Weg.

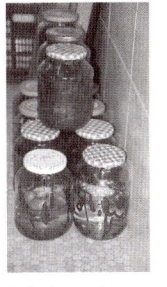

Wir bewahren die Blutegel in Gläsern mit Luftlöchern im Schraubdeckel auf.

Falls die Tiere in Aquarien, eventuell mit Fischen, aufbewahrt werden, muss das Aquarium mit einem Deckel versehen sein. Am besten ist dieser fest eingefügt. In diesem Deckel sollte eine Öffnung vorhanden sein, die mit einem Schraubdeckel oder Ähnlichem verschlossen wird. Wir haben die Erfahrung gemacht, dass Schraubdeckel die sicherste Methode sind, um den Blutegeln die Flucht zu verwehren. In einem Aquarium muss zudem die Sauerstoffzufuhr durch eine Sauerstoffpumpe geregelt werden. Auch hier muss – wie übrigens auch bei den Pumpen zur Reinigung des Wassers in Aquarien – darauf geachtet werden, dass kein Blutegel in das Schlauchsystem zur und von der Pumpe weg gelangen kann.

Die Haltung in Gläsern eignet sich für kleinere Mengen an Blutegeln (bis zu 50 Tiere). Besonders günstig sind Gläser, da man bei diesen die Wasserqualität ohne Probleme und ohne Öffnen des Deckels kontrollieren kann. Bei größeren Mengen sollte man entweder mehrere kleine oder ein großes Gefäß (zum Beispiel mit 20 Liter Volumen) benutzen. Die Verteilung der Blutegel auf mehrere Behälter hat den Vorteil, dass bei einer Erkrankung der Tiere in einem Glas nur die darin befindlichen Tiere betroffen sind.

Das Gefäß sollte halb- bis zweidrittelvoll mit klarem Wasser gefüllt werden. Dabei ist es egal, ob Leitungs-, Brunnen- oder Regenwasser benutzt wird. Allerdings ist nicht jedes Leitungswasser für die Blutegel geeignet. Erstaunlicherweise schadet den Tieren unserer Erfahrung nach die Chlorierung des Leitungswassers nicht. Es scheinen andere Faktoren zu sein, warum die Blutegel manches Leitungswasser nicht gut vertragen. Wichtig ist, dass das Gefäß kühl, aber nicht kalt, und falls es ein Gefäß ist, in das Tageslicht fällt (Glas oder weißer Kunststoff), auch abgedunkelt gestellt wird. Bei Tongefäßen ist die Abdunklung nicht nötig. Wegen der Wärmentwicklung sollte kein Sonnenlicht auf das Gefäß fallen. In der Nähe sollten keine Chemikalien gelagert oder Gase freigesetzt werden. Außer in Aquarien mit Reinigungspumpen muss das Wasser regelmäßig gewechselt werden. Im Normalfall genügt dies je nach Menge alle zwei bis drei Tage. Sollten sich im Wasser allerdings Trübungen, blutige Verfärbungen oder sonstige Auffälligkeiten zeigen, muss das Wasser jeden Tag, eventuell mehrmals täglich, gewechselt werden. Im Wasser schwimmende abgestreifte Schleimringe sind normal und deuten auf gesunde, bissfreudige Tiere hin. Es ist durchaus üblich, dass ein Teil der Blutegel sich oberhalb der Wasserlinie aufhält. Beobachtet man die Tiere, stellt man fest, dass

Das Gefäß mit Blutegeln muss kühl und abgedunkelt stehen

sie sich nach geraumer Zeit ins Wasser fallen lassen. Die Blutegel halten es über dem Wasser in der mit hoher Luftfeuchtigkeit durchsetzten Luft erstaunlich lange aus. Tote Tiere müssen aus dem Gefäß entfernt, kranke Tiere sollten in einem separaten Behälter aufbewahrt werden. Manchmal gesunden sie wieder, sodass man sie nach einiger Zeit verwenden kann.

Hängen die Tiere alle am Deckel beziehungsweise an der Stelle, an der Sauerstoff in das Aufbewahrungsgefäß gelangt, dann ist entweder die Sauerstoffzufuhr zu gering oder die Anzahl der Tiere in dem Gefäß viel zu hoch. In so einem Fall sollten die Tiere auf mehrere Gefäße verteilt oder die Sauerstoffzufuhr optimiert werden.	*Sauerstoffzufuhr*

Was macht die Wirkung der Blutegel aus?

Die Wirkung der Blutegelbehandlung wird nicht nur durch den Blutverlust hervorgerufen. Die Blutegel saugen zwar während der Behandlung Blut, dies ist jedoch keine besonders große Menge (siehe Kapitel „Die Nahrungsaufnahme der Blutegel"). Die Wirkung der Blutegel geht über die lokale Blutentziehung mit ihren entlastenden, entstauenden Effekten hinaus. Der Unterschied zwischen einer Blutegelbehandlung und den anderen blutentziehenden Maßnahmen ist der, dass der Egel während des Saugens ein Sekret in den Körper des „Opfers" abgibt. Dieses Sekret vor allem ist für die vielen verschiedenen Wirkungen des Blutegels verantwortlich.

Das Sekret des Blutegels ist noch nicht vollständig erforscht. Der wohl bekannteste Bestandteil ist das Hirudin. Es wirkt lokal gerinnungs- und entzündungshemmend. Seine Wirkung ist auf einige Stunden begrenzt. Es kann bereits gentechnisch hergestellt werden. Des Weiteren sind – soweit bis heute erforscht – die Egline (entzündungshemmend), Bdelline (enzymhemmend), eine Hyaluronidase (gefäßerweiternd), eine Destabilase (Auflösung von Blutgerinnseln), Prostaglandine, Kollagenase, Apyrase und das Calin enthalten. Das Calin wirkt im gesamten Körper blutgerinnungshemmend. Die Hyaluronidase führt zu einer lokalen Gefäßerweiterung. Diese ist für ein Phänomen verantwortlich, auf das wir im Kapitel „Die Nebenwirkungen der Blutegeltherapie" noch näher zu sprechen kommen werden: die Lokalreaktion. Diese Bestandteile erklären bei weitem nicht alle Wirkungen, die bei einer Blutegelbehandlung beobachtet werden. Es ist beispielsweise noch nicht vollständig erforscht, worauf der schmerzstillende Effekt beruht, der oft schon beobachtet werden kann, während die Tiere noch saugen. Entsteht diese Wirkung indirekt durch einen der oben aufgeführten Bestandteile und die Reaktionen im Körper darauf, oder enthält das Sekret des Egels einen schmerzstillenden Wirkstoff? Dies und vieles andere sind Fragen, auf die zum jetzigen Zeitpunkt noch keine plausiblen Antworten gegeben werden können.

> Die lange Nachblutung nach der Blutegelbehandlung kommt vermutlich durch das Hirudin zustande

Krankheiten, bei denen Blutegel angewendet werden können

Prinzipiell können Blutegel bei allen Krankheiten, die mit Durchblutungsstörungen einhergehen oder infolge von Durchblutungsstörungen entstehen, eingesetzt werden. Dank ihrer gerinnungshemmenden, „blutverdünnenden" und gefäßerweiternden Wirkung sind sie bestens geeignet, lokale Durchblutungsstörungen zu beseitigen.

> Die Blutegeltherapie wird oft begleitend zu anderen Maßnahmen eingesetzt

Unter diesem Aspekt sind fast alle Krankheiten geeignet. Bei fast jeder Erkrankung kommt es durch Vorgänge auf Zellebene zu Durchblutungsstörungen im weitesten Sinn, oder es wird zur schnelleren Heilung eine verbesserte Durchblutung benötigt.

Grenzt man das Ganze etwas mehr ein, sind Anwendungsgebiete für die Blutegelbehandlung alle Gefäßerkrankungen, Krankheiten, die mit Schmerzen einhergehen, und Krankheiten mit spastischen Reaktionen. Bei den Gefäßerkrankungen sind beispielhaft zu nennen:

- Krampfadern
- Gefäßverschlüsse (Thrombose)
- Venenentzündungen (Thrombophlebitis)

- offene Beine
- Hämorrhoiden
- Gefäßverkalkung
- Schlaganfall
- Herzinfarkt
- Angina pectoris
- Ohrgeräusche
- Gefäßveränderungen im Rahmen einer Zuckererkrankung (Diabetes mellitus)

Zu den Krankheiten mit Verspannungszuständen gehören:
- Migräne
- Wadenkrämpfe
- schmerzhafte Monatsblutungen
- Spannungskopfschmerzen

Schmerzhafte Krankheiten:
- Muskelschmerzen
- Verschleiß der Gelenke (Arthrose)
- Rheuma
- Nervenschmerzen
- Wirbelsäulenschmerzen
- Bandscheibenvorfälle
- Verstauchungen, Zerrungen, Prellungen
- Blutergüsse
  (dort wirkt die direkte blutgerinnungsauflösende Komponente)
- Muskelfaserrisse

Das bedeutet, dass alle Erkrankungen, die in orthopädischen oder unfallchirurgischen Praxen häufig gesehen werden, betroffen sind. Auch postoperative Beschwerden, wie beispielsweise Narbenschmerzen, gehören dazu. Nicht jedem Patienten hilft die Blutegeltherapie. Wie bei allen Methoden gibt es Fälle, in denen keine Besserung der Beschwerden eintritt. Eine Möglichkeit, dies schon vor der Behandlung zu erkennen, ist uns nicht bekannt. Es kommt immer auf einen Versuch an.

> Es gibt keine Methode, die bei allen Menschen wirkt

Insgesamt gesehen beruhen die Angaben zu den Indikationen auf den individuellen Erfahrungen des einzelnen Behandlers. Studien hierüber existieren nicht. Nur zu Verschleißerkrankungen an den Kniegelenken gibt es eine Studie. Auf diese werden wir später im Kapitel „Verschleißerkrankungen der Gelenke" näher eingehen.

Die Gegenanzeigen einer Blutegeltherapie

Unter Gegenanzeigen versteht man Krankheiten oder Befindlichkeiten eines Menschen, bei denen eine Behandlung nicht erfolgen darf. Auch wenn die Blutegeltherapie ein natürliches Verfahren darstellt, existieren Gegenanzeigen, bei denen eine Blutegelbehandlung nicht (absolute Kontraindikation) oder nur unter bestimmten Bedingungen (relative Kontraindikation) durchgeführt werden darf.

Wann darf auf gar keinen Fall eine Blutegelbehandlung durchgeführt werden?

Wichtigster Grund ist eine angeborene Blutgerinnungsstörung (zum Beispiel Bluter). Auch Störungen der Blutgerinnung, die durch Medikamente verursacht werden, können teilweise eine Durchführung der Therapie ausschließen. Zu diesen Medikamenten gehören die Cumarinderivate (zum Beispiel Marcumar®) oder auch das Heparin. Die Therapie mit ASS, Aspirin® und vergleichbaren P räparaten ist keine absolute Gegenanzeige. Der Behandler und der Patient müssen sich jedoch auf eine verstärkte und verlängerte Nachblutung einstellen. In einer solchen Situation empfiehlt es sich, bei der ersten Behandlung weniger Tiere zu verwenden. Dadurch kann man abschätzen, ob der Patient bei einer Folgebehandlung mehr Tiere verträgt oder nicht.
Ein weiterer Grund, eine Behandlung nicht durchzuführen, ist eine Immunsuppression. Der Begriff „Abwehrschwäche" trifft dies nicht ausreichend. Die Immunsuppression ist eine Abwehrschwäche bei bestimmten Erkrankungen (zum Beispiel HIV, Endstadium einer Krebserkrankung) oder durch Einnahme bestimmter Medikamente, die zu einer erhöhten Infektanfälligkeit führt. Der Grund für diese Einschränkung liegt in dem erhöhten Infektionsrisiko dieser Menschen.

Bei einer Blutegelbehandlung an immunsupprimierten Patienten kann es durchaus zu einer Infektion kommen. Auf das Thema Infektion durch Blutegelbehandlung werden wir noch näher eingehen. Darunter fällt auch das Verbot, Blutegel auf schlecht durchblutete oder krankhaft veränderte Haut aufzusetzen. Zum einen ist das Infektionsrisiko erhöht und zum anderen können dadurch schlecht heilende Wunden bis zu offenen Stellen entstehen.

Eine weitere Gegenanzeige ist eine ausgeprägte Blutarmut (Anämie). Es ist klar, dass bei diesen Patienten ein weiterer Blutverlust fatale Folgen haben kann. Leichtere Ausprägungsformen sind keine absolute Gegenanzeige.

Eine Allergie gegen das Sekret des Blutegels ist selbstverständlich eine Gegenanzeige. Allerdings muss dabei eine echte Allergie von der pseudoallergischen Reaktion, die sehr häufig nach Blutegelbehandlungen auftritt, unterschieden werden (siehe auch Kapitel „Die Nebenwirkungen der Blutegeltherapie").

Absolute Gegenanzeigen bei einer Blutegeltherapie:
- Angeborene und erworbene Blutgerinnungsstörungen
- Vorhandene Immunsuppression
- Ausgeprägte Blutarmut
- Bekannte Allergie gegen das Sekret der Blutegel
- Gleichzeitige Therapie mit quecksilberhaltigen Präparaten

Relative Gegenanzeigen bei einer Blutegeltherapie:
- Therapie mit ASS (Acetylsalicylsäure)
- Leichte Blutarmut
- Abwehrschwäche
- Neigung zur verstärkten Narbenbildung
- Schwangerschaft und Stillzeit
- schlechter Allgemeinzustand

Absolute und relative Gegenanzeigen

Die Neigung zur verstärkten Narbenbildung ist ein Grund, die Blutegel nur einzusetzen, wenn es dafür bei einem Patienten einen triftigen Grund gibt.

Eine Reaktion des Blutegelsekrets in unserem Körper ist heute nicht mehr so wichtig wie früher, muss aber erwähnt werden. Bei gleichzeitiger Therapie mit quecksilberhaltigen Präparaten (zum Beispiel Mercuchrom®) wird die Toxizität des Quecksilbers erhöht. Amalgamfüllungen der Zähne sind davon nicht betroffen und stellen deshalb auch keine Gegenanzeige dar.

Bei Schwangeren muss von Fall zu Fall entschieden werden, ob man Blutegel eingesetzen kann. Eine Blutegeltherapie sollte nur in dringenden Situationen durchgeführt werden.

Die Nebenwirkungen einer Blutegeltherapie

Unter Nebenwirkungen versteht man unerwünschte Reaktionen des Körpers auf eine Therapie. Man unterscheidet zwischen leichten und schweren Nebenwirkungen. Leichte Nebenwirkungen beeinträchtigen das Wohlbefinden. Sie heilen ohne Folgen aus. Schwere Nebenwirkungen können bis zu lebensgefährdenden Zuständen gehen. Nach Abklingen der unmittelbaren Nebenwirkung können Beschwerden bestehen bleiben. Ferner kann man in häufig und selten auftretende Nebenwirkungen unterteilen.

Häufige Nebenwirkungen

Zu den häufigen Nebenwirkungen zählen die Lokalreaktion, die Kreislaufreaktionen, das Auftreten von Blutergüssen und Narbenbildungen. Sie sind leicht behandelbar. Mit diesen Reaktionen muss prinzipiell bei jeder Blutegelbehandlung gerechnet werden.

Lokale Reaktion

Nach fast jeder Behandlung mit Blutegeln tritt um die Bissstellen eine lokale Reaktion auf. Nach zwei bis 48 Stunden erscheint eine Rötung um die Bissstellen, die mit Schwellung und Juckreiz einhergeht. Diese Reaktion ist mit einem Mückenstich vergleichbar. Sie scheint durch eine Substanz im Sekret des Blutegels verursacht zu werden, die unserem körpereigenen Histamin ähnelt. Histamin verursacht bei uns allergische Reaktionen. Dazu gehört unter anderem eine Gefäßerweiterung.

> Bei den meisten Patienten treten nach einer Blutegelbehandlung pseudoallergische Reaktionen auf

Da die durch den Blutegel hervorgerufenen Reaktionen infolge der Ähnlichkeit der Substanzen einer allergischen Reaktion gleichen, aber keine echte Allergie auf den Blutegel darstellen, wird diese Reaktion als pseudoallergisch bezeichnet.

Diese auf die direkte Umgebung der Bissstellen begrenzte Wirkung ist je nach individueller Situation verschieden stark ausgeprägt. Der Juckreiz kann äußerst quälend sein und dazu führen, dass sich die Patienten kratzen. Es entsteht die Gefahr einer Wundinfektion. Bereits im Aufklärungsgespräch sollte der Patient über das mögliche Auftreten von Juckreiz informiert werden. Juckreizstillende Maßnahmen wie kalte Umschläge, eventuell mit Quark, essigsaurer Tonerde oder Ähnlichem, können hier Linderung schaffen. Auch Salben gegen Mückenstiche oder allergische Hautreaktionen verringern den Juckreiz.

Bei Patienten mit bekannter starker Lokalreaktion nach Blutegelbehandlung empfehlen wir die Einnahme eines Antihistaminikums bereits vor der Behandlung. Diese Medikamente hemmen die oben erwähnten Reaktionen, sodass die lokalen Erscheinungen nach der Behandlung ausbleiben.

In den mehr als 20 Jahren, in denen wir mit Blutegeln therapieren, traten bei ungefähr 20 unserer Patienten so starke Lokalreaktionen auf, dass keine weitere Blutegelbehandlung mehr durchgeführt werden kann.

Ebenso kann es sein, dass nach einigen Blutegelbehandlungen keine verstärkte Lokalreaktion mehr auftritt. Die Reaktionen bewegen sich dann im normalen Bereich.

Kreislaufreaktionen

Relativ häufig sind bei den Patienten nach einer Blutegelbehandlung Kreislaufreaktionen zu beobachten. Diese Kreislaufschwäche steht nicht in direktem Zusammenhang mit dem Blutverlust. Dieser ist, wie im Kapitel „Die Nebenwirkungen einer Blutegeltherapie" aufgeführt, nicht sehr groß.

Bei einer Behandlung mit zehn Blutegeln beträgt der Blutverlust ungefähr 200–400 Milliliter

Das Blutegelsekret hingegen scheint diese Reaktion selbst auszulösen. Auf jeden Fall ist es für den Patienten sinnvoll, sich für den Tag der Behandlung nicht viel vorzunehmen, sondern es

„ruhig angehen" zu lassen. Bei manchem Patienten tritt als Reaktion nach der Blutegelbehandlung ein „Aktivitätsdrang" auf. Mit medikamentösen, den Kreislauf unterstützenden Maßnahmen können sie diesem Drang nachgeben. Auf jeden Fall sollte nach der Blutegelbehandlung viel getrunken werden. Es ist sinnvoll, bereits im Aufklärungsgespräch darauf hinzuweisen.

Blutergüsse

Immer wieder treten Blutergüsse rings um die Bissstellen auf. Sie entstehen durch oberflächliche Einblutungen während der Nachblutungsphase. Ihre Bildung ist begünstigt, wenn – wie empfohlen – keine Blutstillung durchgeführt, sondern nur ein loser Verband angelegt wird. Innerhalb weniger Tage lösen sich die Blutergüsse völlig auf.

Narben

Meist verheilen die Bissstellen nach einer Blutegelbehandlung rasch. Nach wenigen Wochen sind sie nicht mehr sichtbar. Nur manchmal – bei Verwendung größerer Tiere, bei älteren Menschen oder Menschen mit Neigung zur verstärkten Narbenbildung (Kelloid) – können Vernarbungen auftreten. Diese sind in aller Regel sehr klein und imponieren als kleine, punktförmige Hautaufhellung.

Seltene Nebenwirkungen

Zu den seltenen Nebenwirkungen gehören die verstärkte oder verlängerte Nachblutung, Allergien, Wundheilungsstörungen und Wundinfektionen. Todesfälle als Folge einer Blutegelbehandlung sind uns nur aus der älteren Literatur bekannt. Sie traten vor allem bei unerfahrenen Therapeuten oder Selbstbehandlungen durch Laien auf. Aus diesem Grund empfehlen wir, eine Blutegelbehandlung nur durch einen im Umgang mit Blutegeln erfahrenen, geschulten Therapeuten durchführen zu lassen. Selbstbehandlungen sollten auf jeden Fall vermieden werden.

Verstärkte oder verlängerte Nachblutung

Bei Patienten, die leicht blutverdünnende Medikamente einnehmen (zum Beispiel Aspirin®), nimmt man die verstärkte oder verlängerte Nachblutung in Kauf. Bei der Behandlung von Krampfadern oder Blutergüssen, wo die Blutegel direkt auf die Venen bzw. die Blutergüsse gesetzt werden, ist eine verstärkte Nachblutung zu erwarten. Bei bestimmten Grunderkrankungen wie Leber- und Nierenkrankheiten ist die Blutgerinnung bereits ohne Blutegelbehandlung eingeschränkt. In diesen Fällen tritt ebenfalls eine verstärkte oder verlängerte Nachblutung auf.

Durch Anlegen eines Druckverbandes lässt sich die verstärkte oder verlängerte Blutung im Allgemeinen komplikationslos stillen.

Allergien
Echte allergische Reaktionen nach Blutegelbehandlungen sind extrem selten. Sie müssen im Einzelfall gegen die oben aufgeführten pseudoallergischen Reaktionen abgegrenzt werden. Falls bei einem Patienten tatsächlich eine echte Allergie auftritt, beschränken sich die Reaktionen in den meisten Fällen auf starke lokale Erscheinungen. Diese sind gut mit den Mitteln, die bei den pseudoallergischen Reaktionen eingesetzt werden, zu behandeln. Systemische allergische Reaktionen, das heißt Auswirkungen, die über die lokalen Reaktionen hinausgehen, wie zum Beispiel Fieber, Gefühl des Krankseins, bis hin zum anaphylaktischen Schock, sind möglich, treten allerdings nur sehr selten auf. In unserer Praxis sind bei den bisher durchgeführten etwa 8.000 Blutegelbehandlungen in den letzten 20 Jahren nur vier Fälle mit einer echten Allergie gegen das Blutegelsekret aufgetreten.

Bei zirka 20 Fällen war die Lokalreaktion so stark, dass keine weiteren Behandlungen mehr durchgeführt werden können. In diesen Fällen stellt sich die Frage, ob das nicht schon echte Allergien sind.

Wundheilungsstörungen
Diese Störung tritt in der Regel nur auf, wenn die Blutegel auf krankhaft veränderte oder minderdurchblutete Hautareale gesetzt werden. Bei Beachtung der Gegenanzeigen und der Maßnahmen zur Vermeidung von Wundinfektionen (siehe Kapitel „Wundinfektionen") kommen diese äußerst selten vor.

Wundinfektionen
Die Frage nach dem Risiko einer Infektion bei einer Blutegelbehandlung wird uns regelmäßig von Patienten, Kunden oder interessierten

Menschen gestellt. Leicht und kurz ist diese Frage nicht zu beantworten. In der uns bekannten Literatur existieren ein paar Veröffentlichungen über aufgetretene Infektionen nach Blutegelbehandlungen. In all diesen Fällen war der Infektionserreger ein bestimmtes Bakterium, Aeromonas hydrophila.

Dieses Bakterium gehört zu den Darmbakterien des Blutegels und produziert Enzyme, die der Egel für seine Verdauung benötigt. Aeromonas hydrophila findet man auch an den Saugnäpfen und im Schleim auf der Haut der Egel. Im Sekret des Egels, das in den Körper des Opfers abgegeben wird, sind diese Erreger nicht zu finden. Außerdem kommt es in Wasser und Erde vor. Das bedeutet, nicht nur durch den Blutegel selbst, sondern auch durch Kontakt mit Wasser oder Erde können diese Erreger in die Wunde gelangen und eine Infektion auslösen. Durch die Besiedlung des Blutegels mit diesen Bakterien stellt der Egel selbst eine Infektionsquelle dar.

> Alle bekannten Wundinfektionen, die nach Blutegelbehandlungen entstanden, wurden durch ein bestimmtes Bakterium verursacht

Bei den meisten der veröffentlichten Fälle handelte es sich um lokale Wundinfektionen. Diese konnten mit Antibiotika erfolgreich behandelt werden. Zu schweren, den gesamten Körper betreffenden Infektionen kam es nur bei Patienten mit einem stark geschwächten Immunsystem. Aus diesem Grund dürfen bei solchen Patienten keine Blutegelbehandlungen durchgeführt werden (siehe Kapitel „Die Gegenanzeigen einer Blutegeltherapie"). Selbst bei diesen schwer verlaufenden Infektionen endete keine tödlich.

Über Infektionen durch andere Darmbakterien des Blutegels oder durch Erreger, die der Blutegel während einer früheren „Mahlzeit" zu sich genommen hat, wurde nach unserem Kenntnisstand nicht berichtet. Aufgrund von Laboruntersuchungen konnte nachgewiesen werden, dass eine Übertragung von Krankheitserregern, die mit einer „Mahlzeit" der Blutegel aufgenommen wurden, innerhalb von einigen Tagen möglich war. Wurde nach dieser Zeit eine Behandlung mit den infizierten Blutegeln durchgeführt, fand keine Übertragung der Krankheitserreger mehr statt. In der Praxis ist eine Behandlung mit einem Blutegel, der erst vor einigen

> Die meisten Wundinfektionen nach Blutegelbehandlungen blieben auf die Umgebung der Bissstellen begrenzt

Tagen gefressen hat, nicht möglich. Dieser Egel beißt nämlich nicht. Es sei denn, man lässt die Tiere nach einer „Mahlzeit" künstlich erbrechen und verwendet sie mehrmals. Diese Vorgehensweise ist heute nicht mehr erlaubt.

Um das Risiko für Infektionen während einer Blutegelbehandlung zu verringern, wurde ein Maßnahmenkatalog erstellt. Werden diese Regeln eingehalten, kann das Infektionsrisiko fast vollständig beseitigt werden.

Völlig ausgeschlossen werden kann die Übertragung von Krankheitserregern durch die Anwendung von Blutegeln nicht. Informationen über solche Ereignisse beim Menschen liegen uns zurzeit jedoch nicht vor.

Folgende Verhaltensregeln sind unbedingt einzuhalten:
- Beachtung aller Gegenanzeigen. Bei immungeschwächten Patienten dürfen keine Blutegel angewendet werden.
- Blutegel vor dem Ansetzen in abgekochtes, bereits abgekühltes Wasser geben. Die Gefahr einer Infektion durch Erreger auf der Haut oder im Schleim auf der Haut des Egels wird dadurch verringert.
- Blutegel dürfen nur auf Gewebe mit einer guten Durchblutung aufgesetzt werden. Minderdurchblutete oder krankhaft veränderte Hautareale gelten als Gegenanzeigen.
- Blutegel dürfen nur einmal verwendet werden. Dadurch können auch in den Darm aufgenommene Erreger nicht weiter übertragen werden. Auf keinen Fall darf man die Tiere nach einer „Mahlzeit" künstlich erbrechen lassen, um sie nach einigen Tagen noch einmal zu verwenden.
- Das Quetschen der Egel oder ein gewaltsames Abreißen der Tiere während des Saugens ist zu vermeiden. Ein Erbrechen des Egels durch solche Gewaltanwendungen, das eine mögliche Infektionsquelle darstellt, wird dadurch verhindert. Allein durch das Einspritzen des Sekrets werden nach heutigem Kenntnisstand keine Erreger übertragen.
- Die Nachblutung sollte nicht gestoppt werden, da sie einen Mechanismus der Wundreinigung darstellt.

Verhaltensregeln

Eine weitere Möglichkeit der Infektion besteht nicht während der Behandlung, sondern danach. Dies geschieht durch Eindringen von Erregern in die entstandenen Wunden. Der Mechanismus ist der gleiche wie bei allen Wunden. Mögliche Ursachen sind beispielsweise das Reiben von Kleidungsstücken wie Schuhe oder Kragen, oder das Kratzen an der Wunde. Deshalb sollte der Juckreiz nach der Blutegelbehandlung auf jeden Fall gelindert werden. Durch hygienische Bedingungen während der Behandlung, sauberes Abdecken der Wunden, ungebremste Nachblutung und geeignete Verhaltensmaßregeln für den Patienten nach der Behandlung lassen sich diese Infektionen meis-

Wund-infektionen	Wundinfektionen nach Blutegelbehandlungen können durch den Blutegel selbst oder durch nachträgliche Verunreinigungen der Wunde verursacht werden.

tens vermeiden. Unter Umständen treten dann nur leichte Reizungen der Wunde auf, die in ihrem Erscheinungsbild der lokalen Reaktion ähneln. Sie können voneinander nicht unterschieden werden. Das zeitliche Auftreten beider Reaktionen ist allerdings verschieden. Die lokale Reaktion tritt relativ bald nach der Behandlung, die Reizung oder Infektion erst einige Tage später auf.

Die Durchführung einer Blutegeltherapie

Wie schon an früherer Stelle erwähnt, möchten wir nochmals darauf hinweisen, dass die Blutegeltherapie kein Verfahren ist, das sich zur Selbstanwendung im eigenen Heim eignet. Die Behandlung sollte unbedingt von einem Therapeuten durchgeführt werden sollte, der Erfahrung mit Blutegeln hat.

Wichtig ist, vor der Behandlung die Gegenanzeigen abzuklären. Sollte eine der oben aufgeführten Nebenwirkungen auftreten, ist ein gut geschulter oder erfahrener Therapeut unbedingt nötig, um die Situation richtig einzuschätzen und mit einer sinnvollen Therapie zu beginnen. Laien oder unerfahrene, ungeschulte Therapeuten reagieren oft beim Auftreten einer lokalen Überreaktion mit Panik. Dann werden Behandlungen begonnen, die nicht nötig sind.

Blutegelbehandlungen müssen von einem erfahrenen Therapeuten durchgeführt werden

Dadurch gerät die Blutegeltherapie in Verruf, ohne dass es dafür einen wirklichen Grund gibt. Zur Vermeidung von Wundinfektionen ist es wichtig, einen Behandler zu haben, der mit den Tieren sachgerecht umgehen kann. Eine Quetschung der Egel muss auf jeden Fall vermieden werden.

Nun zum Ablauf der Blutegelbehandlung selbst. Diese gliedert sich in verschiedene Schritte. Wir wollen auf jeden dieser Schritte einzeln und ausführlich eingehen.

Die Vorbereitung des Patienten

Grundlage für eine Blutegelbehandlung ist die gute Vorbereitung des Patienten, sonst geht er nach der Behandlung mit einer schlechten Erfahrung nach Hause.

Zunächst ist eine ausführliche Aufklärung über die Blutegeltherapie nötig. Die Schilderung des Ablaufs, Information über mögliche Nebenwirkungen, das Abfragen und Abwägen von Gegenanzeigen und die genaue Darstellung der Verhaltensmaßnahmen nach der Behandlung sind Bestandteil dieser Aufklärung. Dazu gehören unter anderem das mögliche Auftreten von Juckreiz und die entsprechenden Verhaltensmaßnahmen, der Hinweis, nach der Blutegelbehandlung viel zu trinken und zu ruhen sowie die Aufforderung, sich beim Auftreten von auffälligen Reaktionen sofort zu melden. Die Aufklärung sollte man sich vom Patienten per Unterschrift bestätigen lassen.

Eine gute Patientenvorbereitung ist das A und O der Blutegelbehandlung

Beim Blutegelhandel Import-Export (Schorndorf) können Sie kostenlos fertige Aufklärungsbogen anfordern. Die Adresse finden Sie im Anschriftenteil am Ende des Buches.

Wichtig bei der Aufklärung ist, den Patienten die Angst und den Ekel vor der Egelbehandlung zu nehmen. Manche Patienten wollen die Tiere vorher sehen; anderen dagegen muss man versprechen, dass sie die Tiere während der Behandlung nicht sehen müssen. Je nach Patient sollte der Therapeut auf die verschiedenen Wünsche und Vorstellungen eingehen.

Ein weiterer Punkt ist die richtige Kleidung, die der Patient bei der Blutegelbehandlung trägt. Sie sollte auf jeden Fall locker und bequem sein. Bei Behandlungen an den Beinen beispielsweise sollten die Hosenbeine weit genug sein, dass sie über den Wundverband passen. Für einen Verband auf dem Rücken ist ebenfalls nicht jede Kleidung geeignet.

Ebenso wichtig ist, dass der Patient mindestens zwei Tage vor der Blutegelbehandlung keine Salben oder Duftstoffe mehr auf das Hautareal

Die Anwendung von Blutegeln

aufbringt, auf das die Blutegel gesetzt werden sollen. Blutegel mögen solche Düfte nicht. In den meisten Fällen beißen sie dann schlecht oder gar nicht. Das betrifft fast alle kosmetischen Artikel wie Duschgels, Öle, Lotionen, Parfüme, Deos und medizinische Salben, Tinkturen und Pasten. Das Hautareal muss sehr großflächig bemessen werden. Bei der Behandlung eines Blutergusses am Knie beispielsweise sollte das gesamte Bein duftstofffrei sein.

▪ Blutegel mögen keine Duftstoffe auf der Haut des Menschen

Hat der Patient das vergessen, muss die Haut vor Beginn der Behandlung gereinigt werden. Dies geschieht am besten mit Wasser, eventuell mit Kernseife oder einem alkoholischen Desinfektionsmittel. Die Kernseife oder das Desinfektionsmittel selbst muss ebenfalls gut abgewaschen werden. Das Wasser zur Reinigung sollte gut warm sein, um die Hautdurchblutung nicht zu verschlechtern.

Eine gute Hautdurchblutung ist ebenfalls ein wichtiger Punkt. Damit die Tiere ohne Verzögerung beißen, muss die Haut des Patienten gut durchblutet sein. Dies ist gleichbedeutend mit einer warmen Haut. Ist die Haut des Patienten zu kühl oder sogar kalt, beißen die Tiere nur schlecht und zögernd oder überhaupt nicht. Es ist sinnvoll, vor Beginn der Behandlung die Hauttemperatur zu prüfen. Eventuell muss die Haut mit einem feuchtheißen Tuch oder einer Wärmflasche erwärmt werden. Manchmal genügt ein kräftiges Reiben der Haut.

Vorbereitung

Zur Vorbereitung des Patienten gehören:
- Aufklärung des Patienten
- Geeignete Kleidung
- Mindestens 2 Tage vor der Behandlung keine Duftstoffe auf der Haut
- Warme und gut durchblutete Haut

Wichtig ist, die Umgebung der Bissstellen gut mit Verbandmaterial abzudecken. Die Blutegel sondern während des Saugens Flüssigkeit aus dem Körper ab (siehe Kapitel „Die Nahrungsaufnahme der Blutegel"). Diese Flüssigkeit sollte mit geeigneten Materialen aufgefangen werden, da sonst die Kleidung des Patienten in Mitleidenschaft gezogen werden kann. Das Fließen der Flüssigkeit erweckt zudem bei manchen Patienten das Gefühl, es hätte sich ein Blutegel abgelöst und würde umherwandern. Diese Befürchtungen sollten rasch zerstreut werden. Am sinnvollsten ist es, den Patienten schon vor der Behandlung auf dieses Phänomen hinzuweisen.

Die Blutegel fallen nicht alle gleichzeitig ab. Während noch einige Blutegel saugen, sind andere schon satt und haben losgelassen. Aus den nun offenen Wunden läuft das Blut heraus. Solange noch Blutegel sitzen, kann kein Verband angelegt werden. Das austretende Blut sollte deshalb in ein gut saugendes Verbandmaterial ablaufen.

Die Vorbereitung der Blutegel

Ungefähr ein bis zwei Stunden vor der Behandlung sind die Blutegel in abgekochtes, kühles Wasser zu geben. Dadurch wird eine Reduktion der Keimzahlen auf den Saugnäpfen und der Haut der Blutegel erreicht. An kälteren Tagen kann das Wasser etwas wärmer sein, jedoch nicht über 20 Grad. Die Tiere sind dann etwas agiler und beißen besser.

Die Anzahl der pro Behandlung anzusetzenden Blutegel richtet sich nach verschiedenen Faktoren. Es spielen die Größe, das Alter, das Gewicht des Patienten, die Art und Schwere der Erkrankung, das Vorhandensein von Grunderkrankungen und Medikamenteneinnahmen eine Rolle. Auch die Größe der Blutegel und die Stelle, an der die Tiere aufgesetzt werden sollen, sind wichtig. Weiterhin muss man die geplante Anzahl von Blutegelbehandlungen und deren Zeitabstände mit einkalkulieren. Bei eng aufeinander folgenden Behandlungen werden pro Behandlung eher etwas weniger Tiere genommen.

> Als Regel gilt: Bei einem normalgewichtigen, sonst gesunden, 40–60-jährigen Patienten, der keine Medikamente einnimmt, können für eine einmalige Behandlung zehn Blutegel genommen werden.

Regel

Bei bereits länger bestehenden Krankheiten werden prinzipiell weniger Tiere pro Behandlung angesetzt. Die Behandlungsabstände sind kürzer. Bei akuten Erkrankungen ist die Zahl der Tiere dagegen höher, die Zeiträume zwischen den Behandlungen sind jedoch größer.

Alle diese Ausführungen sind nur Richtlinien. Letztendlich muss für jeden Patienten individuell die genaue Anzahl der Blutegel und der Abstand bis zur nächsten Behandlung festgelegt werden.

Die Räumlichkeiten für eine Blutegelbehandlung

Die Wahl eines geeigneten Raumes zur Durchführung der Blutegelbehandlung ist neben den Vorbereitungen von Patient und Blutegeln ein sehr wichtiger Punkt.

Die Umgebung sollte gemütlich sein und einen beruhigenden Einfluss auf den Patienten ausüben, die Raumtemperatur angenehm, damit die Haut des Patienten nicht auskühlt. Der Patient, der für die Dauer der Behandlung teilweise unbekleidet ist, darf nicht frieren.

Die Liege oder der Sitz sollte bequem sein. Der Patient muss immerhin längere Zeit darauf liegen oder sitzen.

Der Therapeut muss für den Patienten, der das erste Mal Blutegel angesetzt bekommt, in erreichbarer Nähe sein. Der Behandler sollte immer wieder zum Patienten gehen und ihn fragen, ob alles in Ordnung ist, und sich kurze Zeit mit dem Patienten unterhalten.

Die ungünstigsten Bedingungen für eine Blutegelbehandlung wären ein Durchgangszimmer mit einer durch Vorhänge abgetrennten Behandlungskabine, mit Neonbeleuchtung, Luftzug und steriler Umgebung.

Das Ansetzen der Blutegel

Mittels eines Schröpf- oder Likörglases können die Blutegel auf die Haut gesetzt werden. Selbstverständlich ist ein Aufsetzen mit den eigenen Händen, mit oder ohne Handschuhe, ebenfalls möglich. Dies jedoch vermeiden die meisten Therapeuten. Zum Dirigieren der Tiere an die richtige Ansatzstelle bietet sich ein Holzspachtel an.

Ein hektischer, gestresster Therapeut ist das größte Hindernis für eine erfolgreich durchgeführte Blutegelbehandlung

Beim Ansetzen darf der Therapeut auf gar keinen Fall in Eile sein oder unter Stress stehen. Hektik und Zeitnot des Therapeuten übertragen sich auf die Blutegel. Man kann sicher sein, dass die Tiere dann nicht oder nur ungenügend beißen.

Es gibt ungünstige Einflüsse, unter denen die Blutegel schlechter beißen als sonst. Wir vermuten, dass bei Rauchern die durch das Nikotin verursachte Verringerung der Hautdurchblutung dafür verantwortlich ist. Dies ist übrigens auch eine Erklärung dafür, dass die Tiere an Patienten, die zuvor etwas Alkohol getrunken haben, besser beißen. Alkohol verbessert – wie allgemein bekannt – die Hautdurchblutung.

Eine ungünstige Witterung, wie schwüle, gewittrige Luft, oder grelles Lampenlicht und bestimmte Medikamente halten die Blutegel ebenfalls vom Beißen ab. Wir konnten dies zum Beispiel bei Insulin und Beta-Blockern beobachten.

> Sollten die Blutegel trotz guter Patientenvorbereitung nicht beißen, kann man etwas Butter auf die Ansatzstelle reiben. Meist beißen die Tiere dann. Das Anritzen der Haut ist ebenfalls möglich. Unserer Erfahrung nach ist das leider nur in wenigen Fällen erfolgreich. Diese Möglichkeiten ersetzen jedoch auf gar keinen Fall eine gründliche Vorbereitung des Patienten und eine gute Hautdurchblutung.

Hilfsmittel

Ansatzort sollte möglichst die Beschwerde- oder Schmerzstelle sein. Prinzipiell können Blutegel an jeder Stelle des Körpers angesetzt werden. Nicht aufgesetzt werden dürfen die Blutegel auf schlecht durchblutete oder krankhaft veränderte Haut (siehe Kapitel „Die Nebenwirkungen der Blutegeltherapie"). Empfindliche Hautstellen wie Handflächen, Fußsohlen, Brustwarzen und überempfindliche Hautbezirke sind zu vermeiden. Setzt man die Blutegel auf große, oberflächliche Venen, zum Beispiel bei einer Krampfaderbehandlung, kommt es zu einer starken Nachblutung. Nur erfahrene Therapeuten sollten dies nach einer guten Aufklärung des Patienten machen.

Eine Alternative zum Ansetzen an die Schmerzstelle ist eine Therapie an der Wirbelsäule. Da die den Körper versorgenden Nerven aus dem Rückenmark der Wirbelsäule oder Nervenbündeln direkt neben der Wirbelsäule stammen, können Organfunktionen über eine Beeinflussung dieser Nerven verändert werden. Dazu müssen die Blutegel in dem Bereich der Wirbelsäule aufgesetzt werden, von der die zu behandelnde Körperregion versorgt wird. Dies setzt genaue Kenntnisse der anatomischen Verläufe

■ Als Ansatzort kann die Beschwerdestelle oder die Wirbelsäule im Rahmen einer Segmenttherapie gewählt werden

der Nerven und der von ihnen versorgten Organe und Körperteile voraus. Das Versorgungsgebiet eines Wirbelsäulenabschnittes wird als Segment bezeichnet. Aus diesem Grund ist die genannte Methode als Segmenttherapie bekannt.

Oft beobachtet man beim Ansetzen der Tiere, dass sich die Blutegel alle auf einen Haufen setzen. Durch den Biss des ersten Blutegels wird die

Die Anwendung von Blutegeln

Durchblutung um die Bissstelle herum stark erhöht. Da sich die Blutegel gerne auf gut durchblutete Haut setzen, beißt der nächste Blutegel in unmittelbarer Nähe.

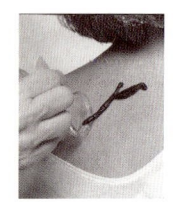

Auf die genauen Ansatzstellen werden wir bei der Darstellung der einzelnen Krankheiten im Einzelnen eingehen.

Die eigentliche Blutegelbehandlung

Wenn die Blutegel gebissen haben, darf der Saugakt, der zwischen 20 Minuten bis zu zwei Stunden dauert, nicht unterbrochen werden. Sind die Egel vollgesaugt und satt, fallen sie von allein ab.

Die Blutegel müssen nicht mit nach Hause genommen werden. Für die Dauer der Behandlung bleibt der Patient in der Praxis. Nach der Behandlung wird der Verband angelegt, und der Patient kann nach Hause gehen.

Manchmal sind die Tiere nach dem Saugen zu träge, um loszulassen. Sie bleiben einfach hängen. In diesen Fällen genügt es, das Vakuum unter dem Saugnapf zu lösen. Dies erreicht man, indem man den Fingernagel oder Spatel unter den vorderen Saugnapf des Egels schiebt oder den Egel vorsichtig anstößt. Mit etwas Erfahrung kann man mit einem weichen, trockenen Papiertuch den Egel am Kopf antupfen. Dies darf nur ganz zart geschehen, damit er nicht gequetscht wird.

Das Quetschen oder Unterbrechen des Saugaktes beinhaltet immer die Gefahr des Erbrechens der Egel und somit einer möglichen Wundinfektion (siehe Kapitel „Die Nebenwirkungen der Blutegeltherapie"). Deshalb lehnen wir das Aufbringen von Salzlösungen, Salz oder ähnlichen Substanzen wie Tabak, Essig und Zitronensaft zum Ablösen der Blutegel ab.

■ Das Quetschen der Blutegel muss unter allen Umständen vermieden werden

Die Nachsorge des Patienten

Der Patient wird mit einem losen Verband versorgt. Dabei ist Verschiedenes zu beachten:
- Der Verband muss sehr dick sein, sonst blutet er innerhalb kürzester Zeit durch und verunreinigt die Kleidung, einmal abgesehen von dem Aufwand, ständig den Verband wechseln zu müssen.
- Der Verband sollte nicht zu fest anliegen. Die Nachblutung darf nicht unterbrochen werden. Das ist wichtig zur Reinigung der Wunde und ein Bestandteil der Therapie. Die Wirkung der Behandlung wird durch den entstauenden Effekt der Nachblutung noch erhöht. Die Dauer der Nachblutung beträgt im Schnitt 4–24 Stunden.
- Für einen regelmäßigen Verbandwechsel sollte dem Patienten genügend Verbandmaterial mitgegeben werden. Kann sich der Patient den Verband nicht selber wechseln oder wechseln lassen, muss er noch 1- bis 2-mal am Tag zum Verbandwechsel in die Praxis kommen. Als Verbandmaterial nehmen wir Windeleinlagen, Babywindeln und Krankenunterlagen.
- Falls der Patient nach der Behandlung eine Kreislaufschwäche erleidet, muss der Therapeut unbedingt erreichbar sein und unter Umständen einen Hausbesuch machen. Dies sollte der Behandler beachten und seine Zeit entsprechend freihalten bzw. planen. Ein Druckverband sollte nur bei einer verlängerten oder verstärkten Nachblutung angelegt werden.
- Um eine Kreislaufschwäche nach der Blutung zu verhindern, bekommen die Patienten von uns nach der Blutegelbehandlung eine homöopathische, den Kreislauf unterstützende Spritze. Als Alternative gibt es ein Kreislaufmittel, das die Patienten am Tag der Behandlung bis zum Schlafengehen jeweils stündlich einnehmen.
Wegen der möglichen Folgereaktion auf die Blutegelbehandlung ist es sinnvoll, die Therapie bei einem Behandler durchführen zu lassen. Im Notfall ist dann ein erfahrener Therapeut erreichbar. Er kann bereits im Vorfeld Maßnahmen ergreifen, um Komplikationen zu vermeiden.
- Der Patient selbst sollte für den Tag der Behandlung Ruhe einplanen und körperliche Tätigkeiten vermeiden. Er soll viel trinken. Dazu können neben Wasser oder Säften auch koffeinhaltige Limonaden oder Kaffee gehören, um den Kreislauf zu unterstützen.

Die Anwendung von Blutegeln

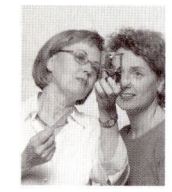

Die Patienten reagieren sehr verschieden auf eine Blutegelbehandlung. Die einen sind müde und schlapp, die anderen dagegen werden sehr aktiv und fühlen sich, als könnten sie „Bäume ausreißen".
Empfehlenswert ist, wenn ein Patient das erste Mal Blutegel angesetzt bekommen hat, ihn am nächsten Tag einzubestellen, um die Wunden zu kontrollieren. Bei Patienten mit „Blutegelerfahrung" ist dies nicht nötig. Diese Patienten wissen, worauf sie achten müssen. Die Kontrolle der Wunde sollte bis zu ihrer völligen Ausheilung alle paar Tage erfolgen. So kann man Reizungen oder Wundinfektionen rechtzeitig erkennen und behandeln.

Was geschieht mit den Blutegeln nach der Behandlung?

Die Blutegel dürfen nach einer Behandlung nicht noch einmal am Menschen angesetzt werden. Die einzige Ausnahme besteht darin, die Blutegel an den Patienten zu setzen, an dem sie bereits schon einmal saßen. Der Aufwand für die Therapeuten, die Tiere bis zur nächsten Behandlung aufzubewahren, wäre jedoch zu groß. Der Behandler müsste die Tiere getrennt nach Patienten unterbringen. Es muss unbedingt gewährleistet sein, dass die Tiere wieder für denselben Patienten genommen werden. Deshalb ist es für den Therapeuten nicht ratsam, die Blutegel aufzuheben.

Der Patient kann die Blutegel selbst mit nach Hause nehmen. Doch der Pflegeaufwand ist sehr groß. Immerhin leben die Blutegel etwa drei bis vier Monate von dem Blut aus einer „Mahlzeit". Erst nach diesem Zeitraum können sie erneut zum Ansetzen mit in die Praxis gebracht werden. Während dieser Zeit müssen die Tiere regelmäßig mit frischem Wasser versorgt werden. Doch selbst bei optimaler Pflege sterben ungefähr 50–75 % Prozent der Blutegel während der Verdauungsperiode.

Jeder Blutegel darf nur einmal am Menschen angesetzt werden

Alles in allem ist dies ein sehr großer Aufwand. Deshalb erklären sich auch nur wenige Patienten bereit, die Pflege der Blutegel bis zum nächsten Behandlungstermin selbst zu übernehmen.

Eine weitere Möglichkeit – wahrscheinlich die „natürlichste" – wäre, die Blutegel in einem Gewässer auszusetzen. Plätze, die Überlebensmöglichkeiten für Blutegel bieten, gibt es in Deutschland genügend.

Die Durchführung einer Blutegeltherapie

Die Blutegel begnügen sich mit kleinen Teichen, Tümpeln oder Bachläufen mit sauberem Wasser.

In Deutschland dürfen die Blutegel in der Natur leider nicht ausgesetzt werden. Laut Information vom Bundesamt für Naturschutz in Bonn unterscheiden sich die deutschen von den türkischen Egeln zu stark im Genmaterial, obwohl sie derselben Art angehören. Das Einbringen von fremdem Genmaterial in unsere heimische Tierwelt ist gesetzlich verboten. Dieser Weg steht dem Tierfreund folglich nicht offen.

Nach einer Blutegelbehandlung bleibt dem Therapeuten nichts anderes übrig, als die Tiere zu töten. Wir haben sehr gute Erfahrungen mit Spiritus gemacht. Dieser tötet die Tiere schnell und zuverlässig ab. Da die Blutegel kein Gehirn haben, können sie auch keinen Schmerz empfinden. Das bedeutet, die Tiere leiden nicht beim Abtöten. Danach können sie in den Hausmüll gegeben werden.

▪ Die Blutegel dürfen nicht in der freien Natur ausgesetzt werden

Auf gar keinen Fall dürfen gebrauchte, noch lebende Blutegel über die Toilette entsorgt werden. Sie können in der Kanalisation überleben. In den ungeeignetsten Momenten und unangenehmsten Situationen können sie dann wieder auftauchen, zum Beispiel im Bad eines Nachbarn.

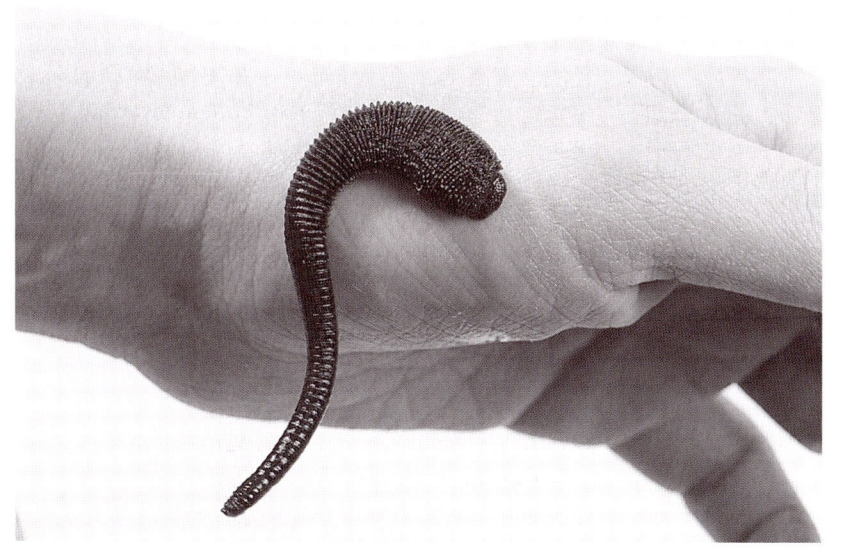

Wie man anschaulich sieht, ist der Blutegel nicht größer als der Finger einer Hand.

Das Töten der Blutegel ist mit Sicherheit der unangenehmste Teil der gesamten Blutegelbehandlung. Bis heute haben wir uns nicht daran gewöhnen können. Dies ist einer der Kritikpunkte an der Blutegeltherapie. Pro Jahr werden in Deutschland zirka 300.000 Blutegel medizinisch genutzt und danach getötet.

Nach Abklärung aller Möglichkeiten sind wir zu folgendem Schluss gekommen: Wenn wir die vielen positiven Wirkungen der Blutegeltherapie für uns nutzen wollen, müssen wir die Tötung der Blutegel in Kauf nehmen.

Pharmazeutische Verwendung

Die pharmazeutische Industrie lässt jedes Jahr mehrere hundert Tonnen Blutegel fangen, töten und zu Salben verarbeiten. Diese Fänge geschehen zum Teil in den Fangverbotszeiten. Da die Blutegel unter Artenschutz stehen, dürfen sie nur zu bestimmten Jahreszeiten, wenn sie keine Kokons ablegen und die Jungtiere schon eine gewisse Größe haben, gefangen werden. Die meiste Zeit im Jahr herrscht Fangverbot, an das sich die Händler mit lebenden Blutegeln halten. Nur die pharmazeutischen Großfirmen setzen sich darüber hinweg. Auf eine Tonne Blutegel kommen ungefähr 500.000 Tiere. Das bedeutet, das jedes Jahr mehrere Millionen bis Milliarden Blutegel gefangen, zermanscht und zu Salben verarbeitet werden.

Dabei ist für die Salben nur der Wirkstoff Hirudin aus dem Blutegelsekret von Interesse. Alle anderen Bestandteile des Sekrets und der Egel selber sind völlig nutzlos.

Die Verwendung lebender Blutegel zur Salbenherstellung wäre nicht mehr notwendig, da es bereits die Möglichkeit gibt, Hirudin gentechnisch herzustellen.

Die Krankheiten, bei denen Blutegel angewendet werden können

In diesem Kapitel werden Krankheiten besprochen, bei denen Blutegel mit Erfolg therapeutisch eingesetzt werden können. Nachdem der richtige Umgang mit den Blutegeln beschrieben wurde, soll die Frage, wann setze ich Blutegel ein, geklärt werden. Wir haben dieses Kapitel nach einzelnen Krankheitsgruppen unterteilt.

Für die Blutegeltherapie gibt es ein breites Einsatzgebiet an Krankheiten. Wir werden nicht auf alle Krankheiten im Einzelnen eingehen – das würde den Umfang des Buches sprengen –, sondern nur kurz etwas über die Krankheiten schreiben. Das hauptsächliche Gewicht liegt auf den Falldarstellungen. Die Patienten stammen alle aus unserer Praxis und repräsentieren das Spektrum derer, die in unserer Praxis erscheinen. Die Falldarstellungen sind für uns sehr wichtig – sie stellen die Realität dar. Vielleicht erkennt sich so mancher in einem der Fälle wieder – oder einen seiner Bekannten und Freunde.

Die Behandlung mit Blutegeln wird häufig begleitend zu anderen Therapien eingesetzt. Oft sind sie die Basis dafür, dass eine andere Behandlung überhaupt wirken kann. Bei Rückenbeschwerden zum Beispiel werden muskuläre Verspannungen gelöst und die Durchblutung erhöht. Dadurch kann eine Chiro- oder Neuraltherapie wesentlich besser wirken. Oder die Blutegel verstärken den Effekt einer Therapie, die zuvor bzw. gleichzeitig durchgeführt wird. Aus diesem Grund haben wir in den Fallberichten die parallel laufenden Behandlungen mit in die Darstellung mit aufgenommen. Auf diese Art und Weise wird der therapeutische Zusammenhang, in dem die Blutegelbehandlung steht, wirklichkeitsgetreu gezeigt.

> Die Blutegeltherapie wird häufig begleitend zu anderen Behandlungsverfahren eingesetzt

Meistens leiden die Patienten in unserer Praxis nicht nur an einer Krankheit. Dabei verstärkt eine Krankheit die Beschwerden der anderen. Dadurch ist es notwendig, mehrere Blutegelbehandlungen an verschiedenen Körperstellen durchzuführen. Diese Fälle haben wir in jene Krankheitsgruppen eingereiht, bei denen die meisten Beschwerden auftraten.

Für den größten Teil in diesem Buch dargestellten Krankheiten liegen keine wissenschaftlichen Erkenntnisse zur Wirkungsweise der Blutegeltherapie vor. Auf einzelne Wirkhypothesen werden wir bei den verschiedenen Krankheiten eingehen. Diese Wirkungsmodelle beruhen auf den Beobachtungen bei Blutegelbehandlungen. Ganz selten existiert eine genaue Erklärung der Vorgänge bei einer Blutegelbehandlung. Diese sind bei den ents prechenden Krankheiten beschrieben.

Erfahrungs-berichte	Bei den meisten Krankheiten liegen ausschließlich Erfahrungsberichte von Blutegeltherapeuten vor. Auch heute ist es leider noch so, dass jeder Therapeut seine eigenen Erfahrungen machen muss, wann und wie er die Blutegel einsetzt. Wir wünschen deshalb jedem Therapeuten den Mut, die Blutegel auch einmal bei ungewöhnlicheren Erkrankungen anzuwenden.

Ansetzen kann man die Blutegel direkt am Ort der Erkrankung oder an der Wirbelsäule, da die Nervenversorgung für den gesamten Körper aus der Wirbelsäule stammt. Über eine Stimulierung der Nerven durch die Blutegelbehandlung kann man oftmals an entfernt liegenden Bereichen Wirkungen erzielen. Diese Methode nennt man „segmentale" Therapie (siehe Kapitel „Das Ansetzen der Blutegel"). Aus diesem Grund sind in vielen der beschriebenen Fälle Behandlungen an der Wirbelsäule erfolgt, obwohl die Erkrankung selbst nichts mit der Wirbelsäule zu tun hatte.

Erkrankungen des Bewegungsapparates

Diese Erkrankungen haben wir ganz an den Anfang gestellt, da sie den größten Anteil der Fälle in unserer Praxis ausmachen. Dies liegt sicher mit an der fachlichen Ausrichtung unserer Praxis (Chirotherapie). Erkrankungen am Bewegungsapparat sind aber generell die am häufigsten auftretenden Krankheiten überhaupt.
Im Einzelnen werden wir auf die Verschleißerkrankungen der Gelenke, Wirbelsäulenbeschwerden und den gesamten Körper betreffende Krankheiten eingehen, wie beispielsweise Gelenkrheuma. Von den Wirbelsäulenbeschwerden gesondert sind die Bandscheibenvorfälle

dargestellt. Sie nehmen bei den Wirbelsäulenbeschwerden eine Sonderstellung ein.

Prinzipiell kann eine Behandlung mit Blutegeln bei jeder Erkrankung am Bewegungsapparat versucht werden. Dank der verbesserten Durchblutung nach der Behandlung erreicht man oft eine Schmerzlinderung und eine raschere Heilung.

Verschleißerkrankungen der Gelenke (Arthrose)

Die Verschleißerkrankungen an den Gelenken nehmen unter den Erkrankungen des Bewegungsapparates einen breiten Platz ein. Sie treten sehr häufig auf. Fast jeder ältere Mensch über 60 Jahre hat an mindestens einem Gelenk unter verschleißbedingten Beschwerden zu leiden.

Frauen sind häufiger als Männer von dieser Erkrankung betroffen. Die meisten beschwerden finden sich an Knie, Schulter, Hüfte, Daumengrundgelenk und Fingerend-/mittelgelenken.

Gelenkverschleiß wird verursacht durch einen Abbau des Gelenkknorpels. Dieser kann zum Beispiel durch Überlastung, Unfälle, andere Erkrankungen oder angeborene Veranlagung verursacht werden.

Die Beschwerden machen sich vorwiegend als Schmerzen bemerkbar, die vor allem nach längerem Sitzen, bei stärkerer und ungewohnter Belastung, bei nasskaltem Wetter und in den Abendstunden auftreten.

Erst bei stärkeren Störungen der Gelenkfunktion durch den Knorpelabbau und die darauf folgenden Reaktionen entsteht ein ständig fühlbarer Schmerz. Nach Überanstrengung können ganz akut starke Schmerzen, eine Gelenküberwärmung, vermehrt Flüssigkeit im Gelenk und eine Schwellung des gelenkumgebenden Gewebes auftreten. Dies wird als „aktivierte Arthrose" bezeichnet.

Ein Drittel der Menschen über 35 Jahre leidet bereits unter Gelenkverschleiß

Durch eine Blutegeltherapie werden die Schmerzen und Bewegungseinschränkungen günstig beeinflusst. Vor allem bei den aktivierten Arthrosen schwächt sie den akuten Schmerz deutlich ab. Den verlorenen Knorpel wieder aufbauen können die Blutegel jedoch nicht. Dies haben sie mit den meisten bekannten Therapieformen bei Gelenkverschleiß gemeinsam.

Durch langjährige Erfahrung weiß man, dass das Ausmaß der Abnutzung im Gelenk, festgestellt durch Röntgenuntersuchungen, mit der Schmerzstärke in keinem engen Zusammenhang steht. Einerseits kann es sein, dass ein Patient unter starken Schmerzen leidet, im Röntgenbild jedoch nur ein relativ schwach ausgeprägter Verschleiß festzustellen ist. Andererseits ist es möglich, dass bei einem Patienten stärkste Abnutzungen im Röntgenbild sichtbar sind, er aber kaum Beschwerden hat. Demzufolge ist das Wichtigste für den Patienten, dass seine Schmerzen gelindert werden.

> Mithilfe der Blutegeltherapie wird der Schmerz bei Gelenkverschleiß reduziert

Der Wirkmechanismus der Blutegel ist in diesem Fall völlig unklar. Es gibt verschiedene Vermutungen, wie die Wirkung der Blutegel bei Gelenkverschleiß zustande kommen könnte.

Vielleicht liegt es an der nach der Blutegelbehandlung deutlich verbesserten Durchblutung. Es kommen mehr Nährstoffe im Gelenk an, und die Abfallprodukte des Zellstoffwechsels werden besser abtransportiert. Andere vermuten, dass im Sekret des Blutegels selbst schmerzstillende Substanzen enthalten sind. Es könnte auch der Reiz der Behandlung sein, der einen Umschwung im Körper einleitet.

Bei den Verschleißerkrankungen der Gelenke setzt man die Blutegel möglichst auf die schmerzenden Körperregionen. Durch Abtasten des betreffenden Gelenks werden die schmerzhaften Zonen festgestellt und die Tiere dort angesetzt.

Mögliche Wirkprinzipien	Im Krankenhaus Moabit, Berlin, haben wir eine Studie bei Patienten mit schmerzhaftem Gelenkverschleiß an den Knien durchgeführt. Dabei zeigte sich ein deutlich schmerzlindernder Effekt der einmaligen Blutegelbehandlung bereits nach drei Tagen. Die Wirkung hielt mindestens sechs Wochen an. Es gab Patienten, die noch nach über sechs Monaten deutlich schmerzärmer oder sogar beschwerdefrei waren. Stärkere Nebenwirkungen traten dabei nicht auf. In den meisten Fällen handelte es sich um lokale Reaktionen (siehe Kapitel „Die Nebenwirkungen der Blutegeltherapie").

In Zusammenhang mit Arthrosen und Meniskusschäden in den Kniegelenken tritt häufig eine Baker-Zyste auf. Das sind Aussackungen der Gelenkkapsel im Kniegelenk. Üblicherweise entstehen sie im Bereich der Kniekehle. Sie können sich mit Gelenkflüssigkeit füllen und dadurch Schmerzen bereiten. Als Therapie kommt nur eine Operation infrage. Symptomatisch kann die Baker-Zyste auch punktiert, die Flüssigkeit also mittels einer Spritze entfernt werden. Blutegel können eine Baker-Zyste nicht entfernen. Das Spannungsgefühl in der Kniekehle wird jedoch durch eine Blutegelbehandlung mit ihrer entlastenden Wirkung verringert.

Arthrose der Fingergelenke beider Hände — *Aus der Praxis*

Mit Schmerzen am rechten Handgelenk und am Daumen, Zeige- und Ringfinger der linken Hand kam die 67-jährige Patientin zu uns in die Praxis. Sie gab an, dass bei ihr ein Altersverschleiß der Gelenke bekannt sei. Immer mal wieder traten Verspannungsbeschwerden an der Halswirbelsäule auf.
Bei der körperlichen Untersuchung stellten wir in diesem Bereich eine erhöhte Muskelspannung fest.
Zuerst hatte die Patientin Injektionen an den betroffenen Gelenken bekommen. Vier Wochen später wurde eine Blutegelbehandlung durchgeführt. Dabei wurden ihr Blutegel an der Halswirbelsäule, am rechten Handgelenk und am linken Zeigefinger gesetzt. Die Patientin stellte fest, dass die Injektionstherapie sie deutlich mehr geschmerzt hatte als das Aufsetzen der Blutegel.
Nach den Injektionen hatten sich die Beschwerden nur leicht gebessert. Nach der Blutegelbehandlung trat jedoch eine deutliche Schmerzlinderung ein. Die Patientin war mit dem Erfolg so zufrieden, dass ihr eine weitere Behandlung nicht mehr notwendig erschien.

Aktivierte Arthrose des linken Kniegelenks — *Aus der Praxis*

Nach einer Überanstrengung waren bei dem 75-jährigen Patienten an der Innenseite des linken Kniegelenks Schmerzen aufgetreten. Eine vom Hausarzt durchgeführte Injektionstherapie konnte seine Beschwerden nicht lindern. Da er von der guten Wirkung der Blutegel gehört hatte, wollte er gerne diese Therapie durchführen lassen.
Wir setzten ihm Blutegel an die schmerzenden Stellen des linken Knies. Bei einem Kontrolltermin drei Tage später waren seine Kniegelenkschmerzen verschwunden. Bis heute sind bei ihm keine Schmerzen mehr aufgetreten.

Aus der Praxis

Verschleiß des rechten Kniegelenks, der Halswirbelsäule und des rechten Schultergelenks

Mit Schmerzen am rechten äußeren Knie kam die 69-jährige Patientin zu uns in die Praxis. Seit sechs Jahren litt sie unter Schmerzen durch einen Verschleiß an der Halswirbelsäule und der rechten Schulter. Das Knie machte ihr jedoch momentan mehr Beschwerden. Insgesamt wirkte die Patientin sehr unruhig und nervös.

Die sofort durchgeführte Blutegelbehandlung am rechten Knie führte zu einer fast vollständigen Schmerzfreiheit im Gelenk. Zur weiteren Behandlung wurden ihr Salbenverbände verordnet. Auch erschien die Patientin jetzt wesentlich ruhiger und ausgeglichener.

Ihre Schmerzen im rechten Schultergelenk behandelten wir neuraltherapeutisch. Während dieser Therapie verschwanden die Kniegelenkbeschwerden völlig. Vier Monate später ließ sich die Patientin noch einmal Blutegel an der Lendenwirbelsäule aufsetzen. In der Zwischenzeit war sie völlig beschwerdefrei und beendete die Behandlung.

Aus der Praxis

Wirbelsäulen-, Schulterbeschwerden rechts, Bandscheibenvorfall, Schwindel, Kopfschmerzen

Vor allem unter Schmerzen im rechten Schultergelenk, verursacht durch eine Abnutzung, litt die 67-jährige Patientin, als sie zu uns kam. Die Beschwerden waren momentan so stark, dass sie sogar nachts durch die Schmerzen aufwachte. Auch bestanden Beschwerden an der gesamten Wirbelsäule, verstärkt durch einen Bandscheibenvorfall vor elf Jahren, dazu Kopfschmerzen, Schwindel und Übelkeit. Sie berichtete, dass sie auch bei leichtesten Anstrengungen Atemschwierigkeiten hätte.

Wir stellten bei der Patientin neben starken muskulären Verspannungen an der Wirbelsäule und heftigen Druckschmerz im Bereich des rechten Schultergelenks eine zu flache Atmung fest. Die Patientin konnte nicht richtig durchatmen.

Nach zwei neural- und chirotherapeutischen Behandlungen setzten wir Blutegel auf. Danach ging es ihr wesentlich besser. Sie konnte das rechte Schultergelenk bereits schmerzfreier bewegen und wachte nachts nicht mehr auf, wenn sie auf dieser Schulter lag.

Begleitend erhielt die Patientin pflanzliche Medikamente und weiterhin chiro- und neuraltherapeutische Behandlung.

Nach der zweiten Blutegelbehandlung bestanden nur noch leichte Schulterbeschwerden. Die Verspannungen an der Rückenmuskulatur waren verschwunden. Die dritten Behandlung mit Blutegeln erfolgte an der Lendenwirbelsäule. Dieses mal wurden die Tiere auf die Narbe der Bandscheibenoperation gesetzt. Das brachte ihr eine große Erleichterung.

Insgesamt war die Patientin danach völlig beschwerdefrei. Nur am rechten Schultergelenk war die Bewegungsfreiheit nicht vollständig hergestellt. Diese Bewegungseinschränkung entstand durch eine Kapselschrumpfung, verursacht durch die schmerzbedingte Ruhigstellung des Gelenkes. Nur durch eine krankengymnastische Behandlung kann diese behoben werden können.

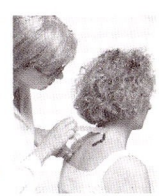

Die Atemschwierigkeiten der Patientin waren bereits nach der ersten Blutegelbehandlung verschwunden. Vermutlich hatte die Patientin aufgrund der starken muskulären Rückenverspannungen nicht richtig einatmen können. Mit der Entspannung der Rückenmuskulatur lösten sich die Atembeschwerden völlig auf.

Segmentale Behandlung bei Schulterbeschwerden

Wirbelsäulenbeschwerden

Ungefähr 80 Prozent der Bevölkerung leiden einmal in ihrem Leben an Rückenschmerzen. In den meisten Fällen sind die Ursachen harmlos, jedoch oft sehr schmerzhaft. Bei den Patienten, die in unsere Praxis kommen, treten am häufigsten Blockierungen an den Wirbelbogengelenken und akute oder chronische Muskelverspannungen auf. Diese Probleme lassen sich mit chirotherapeutischer Maßnahmen gut beeinflussen.

Allerdings gibt esmanchmal hartnäckige Fälle, bei denen ständig Blockierungen oder Muskelverspannungen auftreten. In diesen Fällen führen wir gerne Blutegelbehandlungen durch. Die verbesserte Durchblutung am Rücken führt zu einer Entspannung des gesamten Gewebes. Dadurch lösen sich oft die Beschwerden auf oder sprechen auf eine Chirotherapie deutlich besser an.

Andere Ursachen für Rückenschmerzen sind zum Beispiel Bandscheibenvorfälle, die wir gesondert im nächsten Kapitel besprechen werden. Auch Abnutzungen an den Wirbelbogengelenken spielen bei der

Blockierungen | Blockierungen sind Funktionsstörungen in einem Gelenk. Dabei ist der Bewegungsumfang des Gelenkes eingeschränkt. Durch geeignete Handgrifftechniken können diese Blockierungen gelöst werden. Es bleiben keine Störungen in der Gelenkmechanik oder -struktur zurück. Wenn solche Blockierungen an der Lendenwirbelsäule akut auftreten, in Begleitung von starken Muskelverspannungen, nennt man das üblicherweise einen „Hexenschuss". In der medizinischen Fachsprache wird es als Lumbalgie (= Schmerz im Bereich der Lenden) bezeichnet.

Schmerzentstehung am Rücken eine Rolle. In beiden Fällen kann man mit einer Blutegelbehandlung gute Erfolge erzielen.

Ein großes Problem sind die Fehlhaltungen, die bei den meisten Menschen vorhanden sind. Diese führen zu Fehlbelastungen der Wirbelsäule und der umgebenden Strukturen. Jede der oben aufgeführten Beschwerden kann aufgrund von Fehlhaltungen mitverursacht werden.

Zu den Fehlhaltungen gehören unter anderem auch die Wirbelsäulenverkrümmungen und der Morbus Scheuermann.

Bei den meisten Patienten mit Rückenschmerzen, die durch neural- und chirotherapeutische Behandlungen nicht ausreichend schmerzfrei werden, bringt die Blutegeltherapie zumindest eine deutliche Linderung, oft sogar eine völlige Beschwerdefreiheit.

Hier werden die Tiere an jene Stellen an der Wirbelsäule angesetzt, die druckschmerzhaft sind. Auf Bereiche mit muskulären Verspannungen können die Egel ebenfalls angesetzt werden.

Häufig entstehen Beschwerden durch Verspannungen oder Blockierungen an der Wirbelsäule. Das können Kopfschmerzen, Schwindel, Ohrgeräusche, Bauchschmerzen, Muskelkrämpfe, Schmerzen in den Armen oder Beinen und weitere Beschwerden sein. Mit Lendenwirbelsäulenbeschwerden stehen oft Kniegelenkschmerzen und Venenstauungen der Beine in Zusammenhang. Bei Brustwirbelsäulenbeschwerden kann es zu „Herzschmerzen" kommen. Und bei Halswirbelsäulenproblemen treten häufig begleitend Kopfschmerzen, Schwindel und Hörstörungen auf.

Diese Fälle führen wir teilweise in diesem Kapitel mit auf, teilweise aber auch in extra dafür vorgesehenen Kapiteln. Dies hängt davon ab, ob die Beschwerden durch die Wirbelsäule entstanden sind und eine Behandlung an der Wirbelsäule im Sinne einer „Segmenttherapie" einen günstigen Einfluss auf die Beschwerden hat. Beide Faktoren eine Rolle. Die Zuordnung in diesem Buch erfolgt nach den hauptsächlichen Beschwerden der Patienten.

∾ Schmerzen an der gesamten Wirbelsäule *Aus der Praxis*

Mit 69 Jahren kam die Patientin das erste Mal in unsere Praxis. Sie klagte über starke Schmerzen im Bereich der gesamten Wirbelsäule. Bei der Untersuchung fiel die stark eingeschränkte Beweglichkeit der Wirbelsäule besonders auf. Vor allem die Kopfdrehungen konnten durch eine vorhandene Blockwirbelbildung im Bereich der Halswirbelsäule nur eingeschränkt ausgeführt werden. Des Weiteren stellten wir einen Beckenschiefstand und eine massive Verspannung der an die Wirbelsäule angrenzenden Muskulatur fest.

Nach zwei Blutegelbehandlungen an der Halswirbelsäule im Abstand von einigen Wochen war die Wirbelsäule entspannter und die Schmerzen deutlich rückläufig.

Erst nach einem Jahr waren die Beschwerden erneut so stark, dass die Patientin sich wieder vorstellte. Gemeinsam beschlossen wir, zukünftig zweimal pro Jahr eine Blutegeltherapie an der Halswirbelsäule durchzuführen. Dies war notwendig, da sich die Blockwirbelbildung, die die Ursache für die immer wieder auftretenden Halswirbelsäulenbeschwerden ist, nicht rückgängig machen lässt.

In den folgenden acht Jahren wurde diese Behandlung zweimal jährlich durchgeführt. Immer wieder berichtete sie uns über die gute Wirkung danach. Sie konnte Gartenarbeiten deutlich schmerzfreier durchführen als zuvor, und auch sonst traten wesentlich weniger Beschwerden auf.

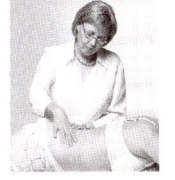

Nachdem sich ihr Zustand stabilisiert hatte, wurden drei Jahre keinerlei Behandlungen durchgeführt. Nach dieser Pause ließ sich die Patientin wieder zweimal jährlich behandeln, was sie bisher beibehalten hat.

Untersuchung der Lendenwirbelsäule

Aus der Praxis 〰 Schwindel, Ohrgeräusche und Muskelkrämpfe der Zehen

Die wesentlichen Beschwerden waren bei dem 73-jährigen Patienten immer wieder auftretende Schwindelanfälle und Ohrgeräusche, nachlassende Konzentrationsfähigkeit und Muskelkrämpfe in den Zehen beider Füße. Außerdem klagte er über schon seit der Jugend bestehende starke Blähungen, er fühlte sich wie „aufgeblasen".

Bei der körperlichen Untersuchung war der gesamte Bauchbereich aufgetrieben und druckschmerzhaft. Auffallend waren außerdem eine Beinlängendifferenz, eine Wirbelsäulenverkrümmung und eine Versteifung im Bereich der Halswirbelsäule.

Bei diesem Patienten wurden zuerst zwei chirotherapeutische Behandlungen durchgeführt. Im Anschluss erfolgte eine Blutegelbehandlung an der Halswirbelsäule, der zwei Tage später eine Blutegelbehandlung im Bereich der Lendenwirbelsäule folgte. Der Patient fühlte sich danach beweglicher und wohler. Der Schwindel war nicht mehr aufgetreten und die Bauchbeschwerden waren deutlich weniger schmerzhaft. Vier Wochen später wurden ihm nochmals Blutegel im Bereich der Halswirbelsäule und anschließend wieder an der Lendenwirbelsäule angesetzt. Während der ganzen Zeit erhielt der Patient begleitend pflanzliche Medikamente. Nach dieser Therapie waren sämtliche Beschwerden des Patienten verschwunden. Bislang mussten die Behandlungen auch nicht wiederholt werden.

Aus der Praxis 〰 Schmerzen in beiden Armen

Bei der 57-jährigen Patientin bestanden in beiden Armen starke Schmerzen. Seit ungefähr zehn Tagen kribbelten ihr beide Arme bis in die Fingerspitzen. Die Finger waren völlig kraftlos und sie konnte sie nicht mehr zur Faust ballen. Beim Halten von Gegenständen traten starke Schmerzen auf. Sie konnte nicht mehr selbst Auto fahren, weil sie aufgrund der Schmerzen und Kraftlosigkeit das Lenkrad nicht bewegen konnte. Die Schmerzen strahlten linksseitig bis in den Oberkörper aus. Ihre gesamte linke Brust wurde mit einbezogen.

Bei der Untersuchung stellten wir eine massive Verspannung im Halswirbelsäulen- und Schulterbereich fest, links ausgeprägter als rechts.

Zunächst führten wir drei chiro- und neuraltherapeutische Behandlungen durch, weil sich die Patientin keine Blutegel ansetzen lassen wollte. Diese hatten den Erfolg, dass sie ihr Fahrzeug wieder selbst führen konnte. Dank der besseren Beweglichkeit fühlte sie sich allgemein wohler. Selbst die Schmerzen in den Fingerspitzen hatten nachgelassen.

In der Zwischenzeit hatte sie sich mit den Gedanken an eine Blutegelbehandlung angefreundet. So konnten wir der Patientin Blutegel an der Halswirbelsäule ansetzen. Danach trat eine deutliche Besserung ihrer Beschwerden ein. Das Kribbeln war bis auf einen kleinen Rest in den Fingerspitzen der linken Hand verschwunden. An der rechten Hand bestand nur noch eine geringe Abschwächung der Muskelkraft. Es erfolgten insgesamt noch fünf neural- und chirotherapeutische Behandlungen. Danach war die Patientin beschwerdefrei. Dies ist mittlerweile schon drei Jahre her. Bis heute sind die Beschwerden nicht wieder aufgetreten. Der rasche Erfolg durch die Behandlungen ist für die Patientin immer noch ein kleines Wunder.

Lendenwirbelsäulenbeschwerden und Blasenfunktionsstörungen — *Aus der Praxis*

Die 23-jährige Patientin litt besonders unter einer Blasenschwäche mit plötzlichem Harndrang. Dabei traten häufig Blasenentzündungen auf, die mit einem Antibiotikum behandelt wurden. Darauf folgten jedes Mal Pilzerkrankungen im Scheidenbereich. An der Lendenwirbelsäule waren ständige Ruheschmerzen vorhanden. Aus diesem Grund setzten wir ihr im Bereich des Lendenwirbelsäulen-Kreuzbeinüberganges Blutegel auf. Die Lendenwirbelsäulenbeschwerden waren daraufhin verschwunden.

Die bei einer Darmflorauntersuchung festgestellte Störung wurde ebenfalls behandelt. Danach waren bei der Patientin die Pilzerkrankungen in der Scheide weg. Eine Blasenentzündung war seitdem nicht mehr aufgetreten. Die Patientin fühlte sich sehr gut.

Halswirbelsäulen- und Kopfschmerzen — *Aus der Praxis*

Als der 64-jährige Patient in unsere Praxis kam, klagte er über Kopf- und Halswirbelsäulenschmerzen. Zudem musste er häufig Wasser lassen und hatte erhöhte Blutfettwerte. Bei der körperlichen Untersuchung fanden wir druckschmerzhafte Zonen im Bereich der Halswirbelsäule und einen empfindlichen Unterbauch.

Nach einer einmaligen chirotherapeutischen Behandlung wurden ihm Blutegel an der Halswirbelsäule aufgesetzt. Danach ging es dem Patienten gut. Kopf- oder Halswirbelsäulenschmerzen traten nicht mehr auf. Das häufige Wasserlassen und die erhöhten Blutfettwerte konnten mit einer Blutegelbehandlung selbstverständlich nicht beeinflusst werden. Zur Linderung dieser Beschwerden erhielt der Patient pflanzliche Leber- und Prostatamittel.

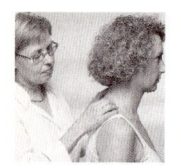

Chirotherapeutische Behandlung der Halswirbelsäule

Bandscheibenvorfälle (Nucleus pulposus prolaps)

Bandscheiben sind knorpelige Polster zwischen den einzelnen Wirbelkörpern. Aufgrund langjähriger Fehl- oder Überbelastungen, durch Unfälle oder altersbedingt können sich in den Bandscheiben Ausstülpungen bilden. Bleiben die Ausstülpungen mit der Bandscheibe verbunden, können sie sich jederzeit zurückbilden. Diese Situation nennt man Protrusion der Bandscheibe (Vorwölbung der Bandscheibe).

Bandscheibenvorfälle sind Ausstülpungen der Bandscheiben

Löst sich die Ausstülpung von der Bandscheibe, wird dies als Prolaps (Vorfall) bezeichnet. In diesem Stadium kann sich die Ausstülpung nicht mehr zurückbilden.

Vorwölbungen und Vorfälle können auf Nervenbahnen drücken, die aus dem Rückenmark kommen. Dies verursacht Schmerzen, Gefühls- und/oder Funktionsstörungen in den von den betroffenen Nerven versorgten Gebieten. An der Druckstelle selbst entstehen Schwellungen und muskuläre Verspannungen, die die Beschwerden noch verstärken. Besteht ein Bandscheibenvorfall über längere Zeit, kommt es als Folge der Fehlbelastungen zu Verschleißerscheinungen der Wirbelbogengelenke. Es entsteht ein zusätzlicher Schmerzreiz.

Die Blutegel vermindern die lokalen Reaktionen wie Schwellung und muskuläre Verspannung durch eine verbesserte Durchblutung. Dadurch wird eine Entlastung erreicht. Außerdem wirken die Blutegel positiv auf die Verschleißschmerzen in den Wirbelbogengelenken. Den Vorfall selbst können die Blutegel nicht beeinflussen. Es gibt viele Menschen, die einen Bandscheibenvorfall haben und es nicht wissen. Sie haben keinerlei Beschwerden. Deshalb ist die Schmerzreduktion das primäre Ziel jeder Bandscheibenvorfalltherapie.

Nicht selten werden Vorfälle wegen zu starker Schmerzen oder Nervenausfällen operiert. Danach können durch die Narbenbildung Schmerzen auftreten, die vergleichbar sind mit den Beschwerden, die ursprünglich durch den Bandscheibenvorfall entstanden. In diesen Fällen können Blutegel eingesetzt werden. Sie scheinen eine positive Wirkung auf Narbenschmerzen zu haben und wirken bei dieser Art Beschwerden schmerzmindernd.

■ Blutegel verringern die Schmerzen bei Bandscheibenvorfällen

Begleitend zur Behandlung mit Blutegeln ist in den meisten Fällen die Durchführung einer Chiro- und Neuraltherapie sinnvoll.

Bandscheibenvorfall an der Lendenwirbelsäule und Wirbelsäulenkrebs

Aus der Praxis

Vor einigen Jahren kam der damals 74-jährige Patient mit starken Wirbelsäulenbeschwerden und einem Ausstrahlungsschmerz ins linke Bein in die Praxis. Bei ihm war ein Bandscheibenvorfall zwischen dem letzten Lendenwirbelsäulenkörper und dem darunter liegenden Kreuzbein festgestellt worden. Dieser drückte auf den linksseitig gelegenen Ischiasnerv. Dadurch erklärten sich die in das linke Bein ausstrahlenden Beschwerden.

Als er zu uns kam, konnte er nur mit starken Schmerzmitteln gehen. Wegen der starken Schmerzen konnte er nachts nicht richtig schlafen. Eine Injektionsbehandlung vom Hausarzt hatte ihm keine Linderung gebracht.

Wir setzten dem Patienten im Bereich des Bandscheibenvorfalls sofort Blutegel auf. Schon am nächsten Tag ging es dem Patienten wesentlich besser. Der Ischiasschmerz ins Bein dagegen wurde erst nach der zweiten Blutegelbehandlung vier Tage später deutlich besser. Der Patient konnte jetzt einige Schritte schmerzfrei gehen.

Mit einer auf die Blutegelbehandlung folgenden Neuraltherapie gelang es uns, beim Gehen ein schmerzfreies Intervall bis zu einer Stunde zu erreichen. Die Schmerzen, die dann auftraten, beruhigten sich schnell wieder, wenn er eine Weile ruhte. Das Heimfahrrad konnte er beschwerdefrei benutzen. Nachts blieben die Schmerzen aus, sodass er ungestört schlafen konnte.

Sechs Wochen nach der ersten Blutegelbehandlung wurden erneut Blutegel angesetzt. Nach dieser Behandlung blieb nur ein Gefühl der Steifigkeit im Bereich des linken Gesäßes zurück und er konnte wieder spazieren gehen.

Zwei Monate später führten wir erneut eine Blutegelbehandlung durch. Danach war der Patient bis auf ganz wenige Ausnahmesituationen beschwerdefrei.

Seit dieser Zeit kam der Patient regelmäßig jedes halbe Jahr zu einer Blutegelbehandlung, um sich seinen schmerzfreien Zustand zu erhalten.

Im letzten Frühjahr erschien der Patient erneut mit starken Lendenwirbelsäulenschmerzen. Er konnte nur mit zwei Gehstöcken gehen. Diese Beschwerden waren nach dem Schneiden von Bäumen und Büschen aufgetreten.

Die sofort durchgeführte Blutegelbehandlung brachte ihm dieses Mal keinerlei Erleichterung. Wir führten im Anschluss daran zwei neuraltherapeutische Behandlungen durch, die seine Beschwerden ebenfalls nicht verbesserten. Daraufhin veranlassten wir eine weitergehende Diagnostik. Bis diese stattfand, setzten wir die neuraltherapeutische Behandlung fort. Dadurch konnte der Patient in gebückter Haltung schmerzfrei gehen und sogar für ungefähr eine Stunde aufrecht stehen.

Bei den Untersuchungen in der Neurochirurgie wurde ein bösartiger, rasch wachsender Tumor am obersten Lendenwirbelkörper festgestellt. Bis zur Operation spritzen wir den Patienten weiter, um ihm seinen relativ guten Zustand zu erhalten.

Die Operation wurde erfolgreich durchgeführt. Der Tumor konnte vollständig beseitigt werden. Danach war der Patient beschwerdefrei.

Aus der Praxis — Bandscheibenvorfall an der Lendenwirbelsäule

Vor sieben Jahren hatte der damals 43-jährige Patient durch einen Arbeitsunfall einen Bandscheibenvorfall zwischen dem vierten und fünften Lendenwirbelkörper erlitten. Seit dieser Zeit strahlten die Beschwerden von der Lendenwirbelsäule ins rechte Bein aus. Eine Operation hatte das Beschwerdebild nicht beeinflussen können.

Nach der Operation waren am rechten Fuß die zwei kleinen Zehen taub. Eine einmalige Blutegelbehandlung an der Lendenwirbelsäule verbesserte die Beschwerden deutlich. Nach chirotherapeutischen Behandlungen verringerten sich die Schmerzen weiter. Bei Abschluss der Behandlungen war der Patient nicht völlig beschwerdefrei, jedoch beeinträchtigten die vorhandenen Restschmerzen sein Befinden nicht.

Narbenbeschwerden nach Bandscheibenoperation — *Aus der Praxis*

Vor 22 Jahren hatte der Patient einen Bandscheibenvorfall mit Lähmungserscheinungen im rechten Bein erlitten. Seit der damals durchgeführten Operation klagte der jetzt 75-jährige Patient über Narbenbeschwerden. Diese äußerten sich im rechten Bein mit einem Gefühl des „Pelzigseins" und starken Schmerzen an der Lendenwirbelsäule. Von seinem Hausarzt bekam er starke Schmerzmittel verordnet, um sich überhaupt bewegen und die Schmerzen aushalten zu können.

Die Blutegel wurden bei ihm direkt auf die Narben der Bandscheibenoperation am Übergang zwischen Brust- und Lendenwirbelsäule aufgesetzt. Schon nach dieser einen Behandlung ging es dem Patienten bedeutend besser. Vier Wochen später kam der Patient mit einem Drittel der bisher benötigten Schmerzmittel aus. Er war mit dem Ergebnis sehr zufrieden.

Bandscheibenvorfall an der Lendenwirbelsäule — *Aus der Praxis*

Bei dem 33-jährigen Patienten bestanden schon seit neun Jahren starke Schmerzen an der Lendenwirbelsäule. Seit ungefähr einem dreiviertel Jahr waren diese so stark geworden, dass er sich behandeln lassen musste.

Durch eine Magnetfeldbehandlung und eine Sauerstofftherapie konnten die Beschwerden gelindert werden. Bei einer röntgenologischen Untersuchung wurde ein Bandscheibenvorfall am Übergang von der Lendenwirbelsäule zum Kreuzbein festgestellt.

Seit ungefähr einer Woche bestanden erneut starke Beschwerden. Der Schmerz zog sich bis in den Unterbauch. Er konnte weder auf dem Rücken liegen noch gerade stehen. Nach einer Erstverschlimmerung auf die von uns begonnene neuraltherapeutische Behandlung trat eine leichte Besserung ein.

Wir setzten ihm im Bereich des Bandscheibenvorfalls Blutegel auf. Beim nächsten Termin stellte der Patient eine mindestens 50-prozentige Linderung seiner Beschwerden fest. Dank einer neuraltherapeutischen Behandlung wurde der Patient ganz beschwerdefrei. Vorbeugend führte er die Injektionsbehandlungen weiter.

Zwei kurzfristig aufgetretene Verschlimmerungen konnten auf diese Weise schnell beherrscht werden. Danach war der Patient völlig beschwerdefrei. Eine zweite Blutegelbehandlung ist bisher nicht mehr notwendig gewesen.

Gelenkrheuma

Gelenkrheuma ist eine entzündliche, kontinuierlich fortschreitende Erkrankung. Strukturen im Gelenk werden durch das körpereigene Abwehrsystem angegriffen. Ständige Entzündungen in den Gelenken sind die Folge. Es kommt zur Zerstörung von Gelenkstrukturen, und es entstehen Abnutzungserscheinungen und Deformierungen im Gelenk. Die Therapie erfolgt durch Unterdrückung des körpereigenen Abwehrsystems. Pflanzliche und andere alternative Methoden reichen nur in leichten Fällen aus. Sie können zusätzlich begleitend gegeben werden. Eine Heilung dieser Erkrankung gibt es nicht. Es existieren Ruhephasen und Zeiten der akuten Entzündung.

Gelenkrheuma ist eine chronische Entzündung von Gelenken

Die Blutegel helfen einerseits bei den akuten Entzündungsschüben, andererseits lindern sie auch die Schmerzen in den Ruhephasen. Dadurch können Schmerzmittel eingespart werden. Als alleinige Therapie reichen die Blutegel in keinem Fall aus. Sie können parallel zu anderen Therapien eingesetzt werden. Wichtig bei dieser Erkrankung ist eine frühzeitige und langfristige krankengymnastische Betreuung.

Setzt man Blutegel zur Therapie an, werden sie direkt an die schmerzenden Gelenke aufgesetzt. Direkt am Schmerzgeschehen ist die Wirkung der Egel am größten.

Gelenkrheuma der Kniegelenke und Wirbelsäule   *Aus der Praxis*

Als die Patientin zum ersten Mal zu uns in die Praxis kam, war sie 49 Jahre alt. Sie litt unter Gelenkrheuma mit Beschwerden an beiden Kniegelenken, der Hals- und der Lendenwirbelsäule. Aufgrund der Veränderungen im Gelenk durch die ständig vorhandenen Entzündungen in den Gelenken wurde bereits vor neun Jahren das rechte Knie operiert und in diesem Jahr das linke. Sie nahm sie jeden Tag ein schmerzlinderndes Zäpfchen, um die Schmerzen aushalten zu können. Da die Patientin in großer Entfernung von uns wohnt, beschlossen wir, mindestens drei- bis viermal im Jahr intensive Behandlungen durchzuführen.

Jedes Mal, wenn die Patientin zu uns kam, setzten wir ihr Blutegel auf und führten chiro- und neuraltherapeutische Behandlungen durch. Zusätzlich bekam sie von uns pflanzliche Medikamente verordnet. Nach jeder Behandlung hatte die Patientin weniger Beschwerden. Im Laufe der Jahre wurde der Allgemeinzustand insgesamt stabiler. Die regelmäßige Einnahme von Schmerzmitteln war nicht mehr nötig. Die akuten entzündlichen Schübe waren weniger schmerzhaft und gingen schneller vorbei. Während dieser Schübe benötigte die Patientin noch Schmerzmittel.

Das Fortschreiten der Erkrankung konnten wir selbstverständlich nicht verhindern. Heute noch, fast 20 Jahre nach dem Erstkontakt mit der Patientin, ist sie völlig mobil. Nur körperliche Extrembelastungen sind nicht möglich.

Das Fortschreiten des Gelenkrheumas hat sich vor allem an der Halswirbelsäule bemerkbar gemacht. Im Laufe der Jahre ist diese fast völlig versteift. Dies bereitet der Patientin allerdings wenig Beschwerden. Seit einigen Jahren schmerzt zusätzlich das Hüftgelenk, sonst geht es ihr ganz gut. Bei den immer wieder aufflackernden rheumatischen Schüben setzt sie sich in der Zwischenzeit selbst Blutegel auf und ist so rasch wieder beschwerdefrei.

Die Patientin kann sich nicht vorstellen, dass es ihr so gut ginge, wenn sie die Blutegel nicht gehabt hätte. Ihr Orthopäde ist der Meinung, dass die bisherige Behandlung in dieser Form unbedingt weitergeführt werden sollte.

Hallux valgus

Bei einem Hallux valgus weicht die Großzehe von der Mittellinie ab. Sie ist gegen den Außenrand des Fußes gerichtet. Dabei steht das Großzehengrundgelenk hervor. Durch unpassendes Schuhwerk oder andere Umstände kann es zu akuten Beschwerden in diesem Gelenk kommen. Durch die Blutegelbehandlung kann die Fehlstellung der Zehe nicht beseitigt werden. Bei akuten Schmerzzuständen kann sie jedoch eine starke Erleichterung bringen.

Wie bei den oben erwähnten Schmerzen an den Gelenken werden die Blutegel auch in diesen Fällen direkt am Gelenk angesetzt. Dabei muss man beachten, dass die Tiere im Bereich des Fußrückens beißen. Setzen sie zu weit seitlich an, ist das schmerzhafter, da dort die Haut – in Richtung Fußsohle – empfindlicher wird.

Aus der Praxis **Reizzustand eines Hallux valgus**

Die 73-jährige Patientin kam zu uns mit Schmerzen am rechten Großzehgrundgelenk. Beim Betrachten des Fußes fiel ein Hallux valgus auf. Das Großzehengrundgelenk war druckschmerzhaft. Wir vermuteten eine Reizung des Gelenkes durch die Fehlbelastung aufgrund der Fehlstellung im Gelenk.

Nach einer einmaligen Blutegelbehandlung mit nur vier Blutegeln war die Patientin schmerzfrei. Das Grundproblem der Fehlstellung der rechten Großzehe konnten wir durch die Blutegelbehandlung selbstverständlich nicht beheben.

Erkrankungen an den Sehnen

An den Sehnen können verschiedene Erkrankungen auftreten. Es kann zu Überlastungen mit nachfolgenden Entzündungen der Sehnenscheiden kommen. Durch Zerrungen können die Sehnen gedehnt werden, und es können verschiedene Veränderungen an den Sehnen entstehen, die diese in ihrer Funktion beeinträchtigen und Schmerzen bereiten.

In unserer Praxis erscheinen oft Patienten mit solchen Sehnenproblemen. Bei vielen dieser Patienten führen wir mit gutem Erfolg eine Blutegelbehandlung durch. In diesen Fällen versuchen wir, die Blutegel möglichst nahe an den Schmerzpunkten aufzusetzen. Falls Sehnen im

Bereich der Handfläche oder Fußsohle betroffen sind, geht ein direktes Aufsetzen auf die schmerzenden Stellen selbstverständlich nicht. Das würde einen zu großen Schmerz verursachen.

Überlastung der Daumenstrecksehne
Aus der Praxis

Schon seit fünfzehn Jahren wurde die Patientin wegen Wirbelsäulenbeschwerden immer wieder chiro- und neuraltherapeutisch sowie mit Blutegeln behandelt.
Jetzt kam die Patientin jedoch mit einer schmerzhaften Gewebeschwellung am rechten Daumengrundgelenk zu uns. Da sich die Schwellung im Sehnenverlauf auf der Daumenrückseite befand, vermuteten wir eine Überlastung der Sehnen. Wir setzten der Patientin Blutegel an das Grundgelenk auf. Danach war sowohl der Schmerz als auch die Schwellung verschwunden.

Schmerzen an der linken Achillessehne
Aus der Praxis

Als der 54-jährige Patient zu uns in die Praxis kam, klagte er über Schmerzen am Ansatzpunkt der Achillessehne im Bereich der Ferse am linken Fuß. Der Patient war schon früher bei uns in der Praxis wegen unterschiedlichen Beschwerden gewesen, die chiro- und neuraltherapeutisch behandelt wurden. Teilweise konnte ihm geholfen werden. Die Beschwerden, die bestehen blieben, waren zum größten Teil durch einen Schlaganfall ausgelöst worden, den der Patient 16 Jahre zuvor erlitten hatte. Das Beschwerdebild bestand schon zu lange, als dass eine Blutegelbehandlung wirksam hätte sein können.
Bei dem jetzt neu aufgetretenen Sehnenschmerz führten wir eine neuraltherapeutische Behandlung durch. Nach dieser war der Patient beschwerdefrei. Als er zehn Monate später mit Schmerzen an der Achillessehne beider Füße zu uns kam, setzten wir ihm an die schmerzhaften Bereiche an beiden Seiten Blutegel an. Bereits am nächsten Tag hatte sich die Beschwerden so deutlich gebessert, dass eine weitere Behandlung nicht notwendig war.
Als der Patient acht Jahre später zu uns in die Praxis kam, berichtete er, dass er in den vergangenen Jahren keine Fersenschmerzen mehr gehabt hatte.

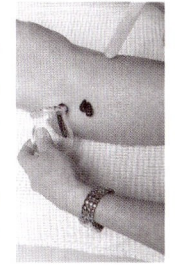

Blutegel werden an die schmerzende Stelle angesetzt

Verschiedene Erkrankungen des Bewegungsapparates

In diesem Kapitel werden einige Fälle vorgestellt, bei denen Erkrankungen am Bewegungsapparat vorlagen, die wir nicht eindeutig zuordnen konnten. Aufgeführt sind auch Patienten, bei denen verschiedene Erkrankungen gleichzeitig bestanden, die wir jedoch nicht in ein bestimmtes Kapitel einfügen wollten.

Aus der Praxis

Zöliakie, Gelenkbeschwerden, Kopfschmerzen, Gelenkverschleiß der Kniegelenke und Osteoporose

Aufgrund einer Reportage über Blutegelbehandlungen kam die 71-jährige Patientin zu uns. Ihr schmerzten alle Gelenke im Körper und die Wirbelsäule. Als Grunderkrankung bestand bei ihr eine Zöliakie.

Zöliakie ist eine Erkrankung des Darms. Diese Patienten reagieren allergisch auf Gluten, ein Bestandteil in Weizen, Roggen, Gerste und Hafer. Eine strenge Diät ist das einzig bekannte wirksame Mittel, um die Krankheit zu heilen. Wird diese Diät nicht eingehalten, hat das verschiedene Auswirkungen, wie Mangelerscheinungen, Knochendeformierungen, Kleinwuchs und so weiter.

Außerdem gab sie an, Kopfschmerzen zu haben, an Gelenkverschleiß beider Kniegelenke und der Wirbelsäule sowie an Osteoporose zu leiden. Bei der Osteoporose nimmt die Dichte des Knochens schneller als normal ab. Der Knochen wird im Laufe der Zeit instabiler und ist Druckbelastungen nicht mehr so gut gewachsen. Es kann dann leicht zu Knochenbrüchen kommen. Die Beschwerden bestehen hauptsächlich in Schmerzen, die sich leider erst in einem relativ weit fortgeschrittenen Stadium zeigen.

Nach den Abnutzungen der Gelenke ist dies die häufigste Erkrankung am Bewegungsapparat. Vor allem Frauen sind für diese Erkrankung anfällig. Ungefähr 15 Prozent der Frauen, die älter als 65 Jahre sind, leiden an Osteoporose. 30–40 Prozent aller Knochenbrüche resultieren daraus. Da die Patientin einen weiten Anfahrtsweg hatte, setzten wir ihr sofort Blutegel im Bereich der Halswirbelsäule auf. Zusätzlich wurde sie mit einem Enzympräparat und Vitamin E behandelt.

Bei der 14 Tage später stattfindenden Behandlung an der Lendenwirbelsäule fühlte sich die Patientin schon besser. Die Kopfschmerzen waren nicht wieder aufgetreten. Nach der zweiten Behandlung waren die Beschwerden im linken Bein fast weg.

Im Laufe des nächsten Jahres wurden ihr insgesamt zehnmal Blutegel aufgesetzt, abwechselnd an den beiden Oberarmgelenken, der Hals- und Lendenwirbelsäule und dem linken Kniegelenk, wo die Verschleißerkrankung besonders weit fortgeschritten war.

Im gesamten Behandlungsverlauf ging es ihr zunehmend besser, sodass danach die Therapie beendet werden konnte. Das Ausmaß der Osteoporose konnten wir selbstverständlich mit der Blutegeltherapie nicht beeinflussen. Dazu müssen andere therapeutische Maßnahmen ergriffen werden. Bestimmte Medikamente sind nötig, um das Fortschreiten der Osteoporose zu verhindern oder sogar die Knochendichte wieder zu steigern. Wichtig bei dieser Patientin war die zu Beginn durchgeführte Behandlung eines Darmpilzes mit nachfolgender Sanierung der Darmflora. Dies führte dazu, dass sie Nahrungsmittel wesentlich besser vertrug. Dadurch war die Aktivität der Grunderkrankung deutlich vermindert und die Basis geschaffen worden für ein längerfristig anhaltendes Wohlbefinden.

Wirbelsäulenschmerzen, Fingergelenkverschleiß rechts, „schnellender Finger" rechts

Aus der Praxis

Die 57-jährige Patientin kam zum ersten Mal in unsere Praxis und klagte über Hals- und Lendenwirbelsäulenbeschwerden. Dabei trat bei ihr ein Schmerz an der linken Zungenhälfte auf.

Nach einer chirotherapeutischen Behandlung setzten wir ihr Blutegel auf. Die Patientin wurde dadurch im wesentlichen beschwerdefreier.

Im Abstand von jeweils sechs Monaten führten wir noch zwei weitere Blutegelbehandlungen durch. Danach war die Patientin völlig beschwerdefrei. Erst zehn Jahre später kam sie erneut zu uns in die Praxis. Dieses Mal bereitete ihr die rechte Hand Schmerzen. Am Zeige- und Mittelfinger bestanden sehr schmerzhafte Arthrosen. Zusätzlich hatte sich an diesen beiden Fingern noch ein „schnellender Finger" entwickelt.

„Schnellende Finger" entstehen durch eine Verdickung der Beugesehne und der Sehnenscheide. Beim Strecken der betroffenen Finger entsteht zunächst eine Streckhemmung. Geht dann die Verdickung mit einem

Ruck durch die Sehnenscheide, kommt es zu einem Vorschnellen des Fingers. Diese Verengung muss operativ behandelt werden.

Wir setzten der Patientin Blutegel auf die schmerzenden Gelenke auf. Dies bewirkte, dass die Gelenkschmerzen verschwanden. Das Schnappen der Finger konnten wir nicht beeinflussen.

Aus der Praxis **Kopfschmerzen, Wirbelsäulen-, Kniegelenkbeschwerden, Schmerzen in den Waden**

Den 33-jährigen Fußballer plagten verschiedene Beschwerden. Am Wochenende traten bei ihm Kopfschmerzen über den Augen auf. Er hatte Wirbelsäulen- und Kniegelenkbeschwerden und – was ihn am meisten störte – Schmerzen in beiden Waden. Es war ein ständiges Spannungsgefühl in den Waden. Besonders störend waren die Beschwerden beim Fußballspielen. Auch bei alltäglichen Belastungen traten ständig irgendwelche Schmerzen auf.

Die schmerzhaften Bereiche waren druckempfindlich. Vor allem an den Kniegelenken bestanden starke Schmerzen. Deshalb führten wir dort eine neuraltherapeutische Behandlung durch.

Einige Tage später setzten wir Blutegel auf beide Waden. Es verschwanden nicht nur die Wadenschmerzen, sondern auch die wöchentlich wiederkehrenden Kopfschmerzen.

Erst zehn Wochen später traten die Schmerzen in den Waden erneut auf. Dieses Mal führten wir analog zur ersten Behandlung eine Neural- und dann Blutegeltherapie durch. Danach war der Patient beschwerdefrei. Seit dieser Zeit sind fast 20 Jahre vergangen. Der Patient musste seither wegen dieser Beschwerden nicht behandelt werden.

Aus der Praxis **Einschlafstörung, Hüsteln und Schmerzen am rechten Sprunggelenk**

Als die 54-jährige Patientin zu uns in die Praxis kam, konnte sie seit einigen Wochen nicht richtig einschlafen und hüstelte andauernd, besonders morgens nach dem Aufstehen. Schon seit längerer Zeit schmerzte ihr das rechte Sprunggelenk im Bereich des rechten Außenknöchels beim Gehen. Neben schmerzhaften Muskelverspannungen, vor allem an der Halswirbelsäule, stellten wir fest, dass das rechte Bein kürzer als das linke war. Durch die ständige Überbelastung war es verständlich, dass Schmerzen im rechten Sprunggelenk auftraten. Den Beinlängenunterschied korrigierten wir durch eine Absatzerhöhung rechts.

Außer dieser Absatzerhöhung führten wir bei ihr eine Blutegeltherapie durch. Die Tiere wurden direkt im Bereich des rechten Außenknöchels aufgesetzt. Sie bekam die Anweisung, den rechten Fuß für einige Zeit zu bandagieren.

Das Hüsteln behandelten wir mit homöopathischen Medikamenten.

Auf die Blutegel folgte eine chirotherapeutische Behandlung. Bei einem Termin zur Nachkontrolle war das bandagierte Sprunggelenk völlig beschwerdefrei. Ohne Bandage war das Gelenk etwas empfindlich. Nach der Blutegelbehandlung waren auch ihre Einschlafstörungen verschwunden. Die Wirbelsäule war entspannt. Das Hüsteln war nur noch wenig vorhanden. Wir beendeten die Behandlung und empfahlen der Patientin, die Medikamente einige Zeit weiter zu nehmen.

Wirbelsäulen-, Kniegelenk- und Sprunggelenkbeschwerden, Krampfadern
Aus der Praxis

Mit Lendenwirbelsäulen- und Krampfaderbeschwerden kam die 67-jährige Patientin zu uns in die Praxis. Nach einer einmaligen Blutegelbehandlung an der Lendenwirbelsäule waren diese Beschwerden fast verschwunden. Zwei Behandlungen an den Krampfadern beider Unterschenkel wurden durchgeführt. Daraufhin waren dort ihre Beschwerden erheblich geringer. Ihre Beine fühlten sich wesentlich leichter an.

Als sie nach einem Jahr erneut in unsere Praxis kam, klagte sie über Beschwerden am rechten äußeren Kniegelenk. Dort setzten wir wiederum mit gutem Erfolg Blutegel auf. Vier Wochen später folgte eine Blutegelbehandlung an der Lendenwirbelsäule. Allerdings nicht wegen Rückenschmerzen – diese waren seit der ersten Blutegelbehandlung nicht wieder aufgetreten –, sondern nach der Entfernung von Darmpolypen, um den Darm über eine Segmenttherapie zu beeinflussen. Begleitend bauten wir bei ihr die Darmflora wieder auf.

In diesem Jahr erfolgten noch zwei Behandlungen an den Venen ihrer Unterschenkel. Daraufhin war sie erneut beschwerdefrei. Acht Monate später kam sie mit Beschwerden am rechten inneren Sprunggelenk. Vor zirka 30 Jahren war sie dort operiert worden und hatte bislang noch keine starken Beschwerden in diesem Gelenk gehabt. Nach einer Blutegelbehandlung war der Schmerz dort geringer, jedoch nicht weg. Wir führten zwei weitere Blutegelbehandlungen am rechten Sprunggelenk durch. Seitdem ist die Patientin beschwerdefrei und musste nicht wieder behandelt werden.

Verletzungen und Operationen

Schmerzen, die als Folge von Verletzungen oder Operationen entstehen, sind ein dankbares Gebiet für die Blutegeltherapie. Meistens bestehen begleitend Blutergüsse und Gewebeschwellungen, die direkt durch die Blutegel abgebaut werden. Dadurch wird das Gewebe deutlich entlastet. Ob die Schmerzen direkt oder nur indirekt über solche Mechanismen wie Abbau von Blutergüssen vermindert werden, kann heute noch nicht gesagt werden.

> Prinzipiell können Blutegel bei jeder Art von Verletzung angewendet werden

Infolge der verbesserten Durchblutung wird auch die Wundheilung gefördert. Sie schreitet rascher und mit weniger Komplikationen voran.

Mit guten Erfolgen setzen wir die Blutegel auch bei Narbenbeschwerden nach Operationen und Verletzungen ein. Durch eine Blutegeltherapie wird die Narbe weicher und somit weniger schmerzhaft.

Zerrungen

Unter Zerrungen versteht man Bänderüberdehnungen an Gelenken, bei einer Abstützbewegung, beim Umknicken des Knöchels oder Ähnlichem entstehen. Oft sind sie sehr schmerzhaft und manchen für lange Zeit Beschwerden, auch wenn an den Bändern direkt keine Schäden feststellbar sind.

Bei Zerrungen wird der akute Schmerz durch eine Blutegelbehandlung rasch gelindert. Auf welche Art und Weise die Blutegel hier helfen, ist nicht genau bekannt. Sicher unterstützt die bessere Durchblutung eine schnelle heilung der Bänder. Oft vorhandene Blutergüsse werden aufgelöst. Dadurch kann sich auch das umgebende Gewebe schneller regenerieren.

Zerrung der Innenbänder am linken Knie
Aus der Praxis

Hinkend kam die 14-jährige Patientin in unsere Praxis. Beim Weitsprung war sie mit dem linken Bein umgeknickt und hatte seit dem große Schmerzen im linken Knie. Das Knie war stark geschwollen und in seiner Bewegung massiv eingeschränkt. Es bestand ein Bluterguss an der Innenseite des Knies.
Da die Patientin noch sehr jung war, setzten wir ihr nur fünf Blutegel auf. Die Tiere wurden direkt auf den Bluterguss gesetzt.
Sofort nach der Behandlung waren die Schmerzen weg und sie konnte das Knie frei bewegen. Auch später traten an dem Knie keine Beschwerden auf.

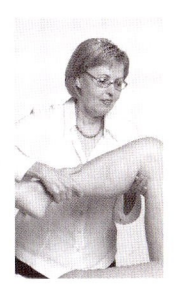

Zerrung des rechten Sprunggelenks
Aus der Praxis

Vor vier Wochen hatte sich der 25-jährige Patient eine Zerrung der Außenbänder am rechten Sprunggelenk zugezogen. Als er zu uns in die Praxis kam, bestand keine Schwellung mehr. Das Sprunggelenk schmerzte jedoch bei jeder Bewegung.
Zuerst versuchten wir eine Behandlung mit Salbenverbänden und Bandagen. Dies brachte nur ein unbefriedigendes Ergebnis. Deshalb wurden ihm 14 Tage später an die schmerzenden Stellen im Bänderverlauf Blutegel angesetzt. Danach waren die Beschwerden sofort verschwunden. Trotzdem wurde der Patient von uns aufgefordert, den Fuß für einige Tage zu bandagieren. Es traten keine weiteren Beschwerden auf.

Zerrung linker Arm und linker Fuß
Aus der Praxis

Bei einem Sturz im Haus hatte sich die 56-jährige Patientin den linken Arm verdreht. Bei starker Beugung und Streckung hatte sie Schmerzen. Außerdem bestand ein Druckschmerz und ein Bluterguss um das linke Ellenbogengelenk. Wir setzten am Ellenbogengelenk Blutegel auf. Am nächsten

Tag hatte sich der Druckschmerz bis auf ein kleines Gebiet am Ellenbogenknochen verkleinert. Der Bluterguss war fast völlig verschwunden. Die Beweglichkeit war deutlich besser und schmerzfreier geworden.

In den nächsten vier Wochen erhielt die Patientin eine Magnetfeldtherapie und danach noch einmal eine Blutegelbehandlung, um den verbliebenen Schmerz völlig zu beseitigen. Danach war die Patientin schmerzfrei. Nur die Beweglichkeit des Ellenbogens war nicht völlig wiederhergestellt, sodass sie den Arm nicht ganz durchstrecken konnte. Um die Muskulatur im Bereich der linken Halswirbelsäule und Schulter zu entspannen, führten wir eine chirotherapeutische Behandlung durch. Zusätzlich wurden ihr ein paar krankengymnastische Übungen für zuhause gezeigt.

Neun Monate später erschien die Patientin erneut in der Praxis. Dieses Mal hatte sie sich den linken Fuß übertreten. Da sie seit der vorherigen Armverletzung von der guten Wirkung der Blutegel überzeugt war, setzten wir ihr Blutegel an Innen- und Außenknöchel des linken Fußes. Schon am nächsten Tag hatte sie nur noch minimale Restbeschwerden. Der Fuß wurde noch einige Tage bandagiert, danach waren auch diese verschwunden. Ihren Ellenbogen konnte sie zu diesem Zeitpunkt beschwerdefrei bewegen. Durch die krankengymnastischen Übungen hatte sie die völlige Beweglichkeit des Armes zurückerlangt.

Die Patientin war mit den Erfolgen durch die Blutegelbehandlung voll zufrieden.

Aus der Praxis — Zerrung der Halswirbelsäule

Durch einen Auffahrunfall vor zwei Monaten hatte die 58-jährige Patientin eine Zerrung an der Halswirbelsäule erlitten. Immer noch plagten sie die Schmerzen.

Durch Auto- und Fahrradunfälle hatte sich die Patientin schon mehrere Brüche am rechten Bein zugezogen. So hatte sie mit 24 Jahren einen Bruch des Waden-, Schienbein- und Oberschenkelknochens. Infolge einer dadurch entstandenen Verdrehung im Bein bestanden seit dieser Zeit Kniegelenkbeschwerden. Bei einem Fahrradunfall vor zwei Jahren hatte sie sich ebenfalls am rechten Knie einen Bruch der Kniescheibe zugezogen.

Mit den durch die Unfälle entstandenen Beschwerden konnte sie recht gut leben. Die akuten Schmerzen an der Halswirbelsäule störten sie jedoch so, dass sie zu uns in die Praxis kam.

Nach einer Blutegel- und chirotherapeutischen Behandlung war die Patientin beschwerdefrei, sodass eine weitere Therapie nicht notwendig war.

Steißbeinprellungen

Durch Stürze auf das Gesäß entstehen in aller Regel Steißbeinprellungen. Diese sind sehr schmerzhaft. Der starke Schmerz entsteht unter anderem durch die Beteiligung der Knochenhaut, in der sich viele Nerven befinden. Es gibt Patienten, die Jahre später immer noch unter den Folgen eines Sturzes auf das Steißbein zu leiden haben. Jahrelang waren die Patienten nach der akuten Prellung beschwerdefrei. Doch nach 20–30 Jahren beginnen dann oft Beschwerden.

> Steißbeinprellungen können langanhaltende Beschwerden verursachen

Eine Steißbeinprellung kann Auswirkungen auf die Statik der Wirbelsäule und der angrenzenden Muskulatur haben. So gibt es Patienten, bei denen direkt am Steißbein kein Schmerz bestand, die jedoch über Beschwerden an der Wirbelsäule klagten. Bei diesen wird das Steißbein chirotherapeutisch behandelt und die Rückenschmerzen verschwinden.

Eine Blutegelbehandlung hilft hier ebenso wie bei der Zerrung rasch und effektiv, den Schmerz zu verringern. Bei Prellungen spielen sicher die verbesserte Durchblutung und die Auflösung von Blutergüssen eine große Rolle, wahrscheinlich eine noch größere als bei Zerrungen, da Quetschungen Gewebe mehr zerstören als Dehnungen.

Wie bei den Zerrungen werden die Blutegel direkt auf den schmerzenden Punkt gesetzt.

Steißbeinprellung — *Aus der Praxis*

Die 61-jährige Patientin war bei Glatteis ausgerutscht und auf das Gesäß gefallen. Seitdem schmerzte ihr das Steißbein so stark, dass sie kaum sitzen konnte. Über dem Steißbein sah man eine bläuliche Verfärbung. Sie gab einen starken Druckschmerz an.

Nach einer einmaligen Behandlung mit Blutegeln, die direkt auf das Steißbein gesetzt wurden, waren die Schmerzen weg.

Die Krankheiten, bei denen Blutegel angewendet werden können

Quetschungen und Prellungen

Für diese Fälle gilt das Gleiche wie für die Steißbeinprellungen: Quetschungen sind stärker schmerzhaft und brauchen länger zum Ausheilen als Zerrungen.

Aus der Praxis **Quetschung des rechten Mittelfingers**

Der erst 7-jährige Patient hatte sich den rechten Mittelfinger beim Spielen gequetscht. Es bestanden Schmerzen im Endgelenk. Eine leichte Schwellung und Rötung dieses Gelenkes war zu sehen.

Diesem kleinen Patienten setzten wir nur einen einzigen Blutegel direkt auf das betroffene Gelenk. Nach der Behandlung war er ganz stolz, dass ihm ein Blutegel angesetzt worden war. Der angelegte große Verband machte ihn überglücklich.

Besonders erfreulich war, dass auch sein Schmerz im Mittelfingergelenk fast verschwunden war. Zur völligen Ausheilung genügten wiederholt durchgeführte Salbenbehandlungen.

Aus der Praxis **Prellung am rechten Außenknöchel**

Durch häufig sich wiederholende starke Anprellungen mit dem Fußball litt der 26-jährige Patient unter Schmerzen im Bereich des rechten Außenknöchels. Diese Beschwerden traten auf, wenn er den Fuß streckte. Dadurch hatte er auch beim Gehen Abrollprobleme.

Wir setzten ihm wenige Blutegel an den rechten Außenknöchel. Mit dieser einmaligen Behandlung war der Patient beschwerdefrei und konnte seiner sportlichen Aktivität weiterhin nachgehen.

Aus der Praxis **Prellung linker Brustkorb**

Durch einen Sturz hatte sich der 47-jährige Patient eine Prellung der linken unteren Rippen zugezogen. Dies bereitete ihm vor allem bei der Atmung Schwierigkeiten.

Auf die am meisten druckschmerzhaften Stellen setzten wir Blutegel auf. Bei der Nachkontrolle waren sämtliche Beschwerden verschwunden, sie traten nicht mehr auf. Eine weitere Behandlung war nicht notwendig.

Überlastungsbeschwerden

Schmerzen durch Überlastungen können sehr langwierige Prozesse sein. Als typisches Beispiel kann die Sehnenscheidenentzündung an den Handgelenken gesehen werden. Wie in den vorhergehenden Fällen ist die Durchblutungsförderung ein wichtiger Faktor bei der Heilung. Die Blutegel werden immer so nah wie möglich an der Beschwerdestelle aufgesetzt.

Schwellungen der Handgelenke — *Aus der Praxis*

Vor einem Jahr war bei der jetzt 73-jährigen Patientin ein künstliches rechtes Hüftgelenk eingesetzt worden. Danach musste sie für lange Zeit an Krücken gehen. Zu uns kam sie, weil seit einiger Zeit Schwellungen an den Handgelenken aufgetreten waren, die sich bis in die Unterarme zogen. Wir stimmten ihr zu, dass dies vermutlich eine Folge des langen Krückengehens sei.
Bei der ersten Blutegelbehandlung setzten wir ihr Tiere an beiden Handgelenken auf. Danach war das linke Handgelenk schmerzfrei. Im rechten bestanden noch leichte Schmerzen. Die Schwellungen waren an beiden Handgelenken deutlich zurückgegangen. Einen Monat später erfolgte eine erneute Blutegelbehandlung. Dies bewirkte, dass die Schwellungen und Schmerzen an beiden Handgelenken völlig verschwanden.
Zur Behandlung von muskulären Verspannungen an der Halswirbelsäule folgten noch zwei chiro- und neuraltherapeutische Behandlungen. Als sich die Patientin drei Monate später telefonisch meldete, berichtete sie, dass ihre Handgelenke vollkommen in Ordnung seien und sie sich gut fühle. Mit diesem guten Ergebnis schlossen wir die Behandlung ab.

Knochenbrüche

Knochenbrüche sind schmerzhafte und mit vielen Umständen verbundene Ereignisse. Häufig muss ein Gips angelegt oder sogar eine Operation durchgeführt werden. Begleitend bei Knochenbrüchen treten Gewebeschwellungen, Blutergüsse und eine erhöhte Stoffwechselaktivität in dem betroffenen Bereich auf. Dank der durchblutungsfördernden, blutgerinnungshemmenden und abschwellenden Wirkung der

Blutegel wird ein günstiger Effekt auf verschiedenen Ebenen des Bruches erzielt. Die Wundheilung wird besonders bei Knochenbrüchen infolge der Durchblutungssteigerung stark gefördert.

Die Blutegel werden bei der Nachbehandlung von Knochenbrüchen auf der Haut im Bereich des Bruchs aufgesetzt. Falls der Knochenbruch operiert wurde, setzen wir die Tiere auf die Narbe auf. Dadurch wird der Narbenbereich besser durchblutet, das Gewebe heilt rascher und es entstehen später weniger Narbenbeschwerden.

Aus der Praxis — Bruch des rechten Unterarms

Bei einem Unfall hatte sich der 26-jährige Patient den rechten Unterarm kurz unterhalb des Ellenbogengelenkes zweifach gebrochen. Vier Monate später, als er in unsere Praxis kam, hatte er starke Schmerzen im Ellenbogengelenk. Wir setzten ihm Blutegel im Bereich der geschlossenen Bruchspalten auf.

Erst sieben Monate später erschien der Patient erneut in unserer Praxis. In der ganzen Zeit war das Gelenk beschwerdefrei gewesen. Aufgrund des Bruches war der Arm nicht mehr so belastbar. Dadurch traten vermehrt Verspannungen in der Unter- und Oberarmmuskulatur auf, die sich inzwischen in den Schulter- und Halswirbelsäulenbereich fortsetzten.

Bei einer Röntgenaufnahme wurde als Folge des Bruches ein Gelenkverschleiß im rechten Ellenbogengelenk festgestellt.

Aufgrund der starken Verspannungen führten wir eine chirotherapeutische Behandlung durch. Da die Verspannungen eine Folge der Problematik im Ellenbogengelenk darstellten, wurden erneut Blutegel an das Ellenbogengelenk aufgesetzt. Danach konnte der Patient den Arm wieder voll belasten und es traten keine Verspannungen der Muskulatur mehr auf. Seither musste er nicht erneut behandelt werden.

Aus der Praxis — Bruch des rechten Oberschenkels und Bandriss im rechten Kniegelenk

Vor 16 Jahren hatte sich die 68-jährige Patientin einen Oberschenkelbruch des rechten Beines und einen Bandriss im rechten Kniegelenk zugezogen. Sie musste am Knie operiert werden und erhielt ein Ersatzband eingesetzt.

In den Jahren nach diesem Ereignis war sie relativ beschwerdefrei. Jetzt hatte sie an dem Bein so starke Beschwerden, dass sie etwas unternehmen musste. Ansonsten war die Patientin gesund. In den vergangenen Jahren war sie nie ernsthaft krank gewesen. Aufgrund der Kniebeschwerden und der dadurch folgenden Schonhaltung hatte sie Schmerzen an der Lendenwirbelsäule.

Nach einer chirotherapeutischen Behandlung setzten wir der Patientin Blutegel an der Lendenwirbelsäule auf. Danach folgte nochmals eine chirotherapeutische Behandlung. Damit konnten wir die Therapie abschließen. Die Patientin war jetzt völlig beschwerdefrei.

Operationen

Oft kommen Patienten nach Operationen zu uns. Sie klagen über lang anhaltende Narbenschmerzen, noch bestehende Blutergüsse, Wundheilungsstörungen und ähnliche Probleme. All diese Beschwerden können durch eine Blutegelbehandlung günstig beeinflusst werden. Die verbesserte Durchblutung fördert die Wundheilung, Blutergüsse werden aufgelöst und die Schmerzen durch die Narbe verringert sich. Auch hier ist der genaue Wirkungsmechanismus unbekannt.

Nach Operationen treten häufig Narbenbeschwerden auf

Die Blutegel werden im Bereich der Operationsnarben aufgesetzt. Falls Blutergüsse sichtbar oder tastbar sind, setzen wir dort einige Tiere auf. Die genaue Anzahl der Tiere und die Verteilung hängt vom Patienten und dem Zustand der Narbe und deren Umgebung ab.

Brustverkleinerung *Aus der Praxis*

Bei der 45-jährigen Patientin wurden die Brüste operativ verkleinert. Schon während der Operation war abzusehen, dass sich in der rechten Brust ein großer Bluterguss bilden würde. Der Operateur empfahl, sofort am nächsten Tag eine Blutegelbehandlung durchführen zu lassen. Daraufhin setzten wir der Patientin auf beide Brüste Blutegel auf.

Bereits während der Behandlung spürte sie eine Erleichterung durch Nachlassen des Druckschmerzes. Nach der Behandlung sah man eine deutliche Aufhellung der Blutergüsse. In den nächsten sieben Tagen wurden drei weitere Blutegelbehandlungen an der rechten Brust vorgenommen. Der

Bluterguss löste sich daraufhin rasch auf und die Wundheilung verlief komplikationslos.

Aus der Praxis — Entfernung einer Fettgewebsgeschwulst an der rechten Hand

Vor vier Wochen war bei der 62-jährigen Patientin eine gutartige Fettgewebsgeschwulst am rechten Handgelenk operativ entfernt worden. Sie kam zu uns in die Praxis, weil die Narbe gerötet, geschwollen und schmerzhaft war. Durch Aufsetzen von Blutegeln direkt auf die Narbe bildete sich der Reizzustand der Narbe vollständig zurück. Die Narbenschmerzen waren verschwunden.

Aus der Praxis — Krebsoperation an der linken Brust

Bei der 62-jährigen Patientin war an der linken Brust Krebs festgestellt worden. Es wurde der Krebs entfernt, ihre Brust konnte erhalten werden. Die Patientin begann mit einer Misteltherapie, die sie bis heute durchführt.

Nach Ausheilung der Wunde war die Narbe sehr schmerzhaft. Zusätzlich bestand in der Tiefe der Brust ein großer Restbluterguss. Durch Punktionen im Krankenhaus konnte dieser verkleinert werden, verschwand jedoch nicht ganz. Aus diesem Grund setzten wir der Patientin auf die Brust Blutegel auf. Dies brachte ihr eine große Erleichterung.

Da bei der Patientin Lymphstauungen im linken Arm auftraten, setzten wir in den vergangenen Jahren regelmäßig Blutegel im Bereich der Brust und linken Schulter auf. Nach dieser Behandlung spürte sie eine Entlastung in diesem Arm. Durch regelmäßig durchgeführte Lymphdrainagen konnte die Zunahme der Lymphstauung verhindert werden. Heute hat die Patientin in der Brust keine Schmerzen mehr.

Aus der Praxis — Kniegelenksbeschwerden rechts nach einer Operation

Bei der 27-jährigen Patientin war bereits vor sieben Jahren eine Operation an der rechten Kniescheibe durchgeführt worden. Seitdem hatte sie ständig Schmerzen in diesem Knie, die durch eine Gewichtszunahme verstärkt wurden. Neben Hals- und Brustwirbelsäulenbeschwerden trat des Öfteren

Schwindel auf, außerdem hatte sie Kreislaufprobleme. Noch am selben Tag führten wir eine chirotherapeutische Behandlung durch. Diese wurde nach zwei Wochen wiederholt. Im Anschluss daran erfolgte eine Blutegelbehandlung am rechten Knie.

Als die Patientin eine Woche später zu uns kam, waren die Schmerzen am rechten Kniegelenk vollkommen weg. Auch sonst fühlte sie sich völlig in Ordnung. Sowohl die Wirbelsäulenbeschwerden als auch der Schwindel und die Kreislaufprobleme waren verschwunden. Eine weitere Therapie war nicht notwendig.

Narbenschmerzen und Krampfadern — *Aus der Praxis*

Die 46-jährige Patientin war schon seit einigen Jahren bei uns in Behandlung. Wegen Kopfschmerzen, Krampfaderbeschwerden und Hämorrhoiden war sie neben neural- und chirotherapeutischen Verfahren bereits häufiger mit Blutegeln behandelt worden.

Als sie jetzt in die Praxis kam, berichtete sie uns, dass sie vor zehn Monaten wegen eines Krebsgeschwürs am Dickdarm und an der Leber operiert worden war. Es ging ihr wieder ganz gut. Doch die Narbe der Leberoperation bereitete ihr immer wieder Schmerzen.

Wir setzten ihr Blutegel direkt auf die Lebernarbe. Im Kapitel „Die Nebenwirkungen der Blutegelbehandlung" führten wir aus, dass bei Patienten mit Lebererkrankungen die Nachblutung verstärkt und/oder verlängert auftritt. Dies war hier der Fall. Vor der Blutegelbehandlung klärten wir die Patientin über die zu erwartende verstärkte Nachblutung auf. Aufgrund der bereits vorhandenen Erfahrung konnte sie gut damit umgehen. Bei einem späteren erneuten Blutegeltermin wegen ihrer Krampfadern berichtete sie, dass sie die Narbe nach der letzten Blutegelbehandlung nicht mehr gespürt habe. Für ihre Krampfadern war danach keine Behandlung mehr notwendig.

Blutergüsse

Blutergüsse entstehen bei jeder Verletzung und während jeder Operation. In den meisten Fällen bauen sich die Blutergüsse von selbst in kurzer Zeit ab. Sind die Blutergüsse sehr groß, kann dies allerdings eine lange Zeit in Anspruch nehmen. Solche großflächigen Blutergüsse sind auch schmerzhaft. Sie quetschen das umgebende Gewebe. Zusätzlich wird durch große Blutergüsse die Wundheilung beeinträchtigt, da die Durchblutung in diesem Gebiet gestört ist.

> Blutergüsse sind ein bevorzugtes Anwendungsgebiet für die Blutegeltherapie

In einem solchen Fall ist die Wirkung der Blutegel unbestritten. Dank der blutgerinnungshemmenden Substanzen, die bereits bestehende Blutergüsse auflösen können, ist dies eine der großen Domänen in der Blutegeltherapie.

Wichtig ist hierbei, den Blutegel direkt auf den Bluterguss zu setzen, um die bestmögliche Wirkung zu erzielen.

Aus der Praxis — Großer Bluterguss im linken Oberschenkel

Ein schwerer Motorradunfall verursachte bei der 46-jährigen Patientin einen großen Bluterguss, der sich über das gesamte linke Bein ausdehnte. Der Oberschenkel war auf den doppelten Umfang angeschwollen. Sie konnte das Bein fast nicht mehr bewegen und litt unter starken Schmerzen. Eine Operation, um den Bluterguss zu entfernen, hatte sie abgelehnt. Diese Operation hätte kosmetisch störende, sehr große Narben hinterlassen. Außerdem wäre sie für sehr lange Zeit arbeitsunfähig gewesen, da sie ihren Beruf als Reitlehrerin bis zur vollständigen Ausheilung der Narben nicht wieder hätte aufnehmen können. Möglicherweise hätte die Vernarbung sie so stark beeinträchtigt, dass eine Berufsausübung nicht mehr in Frage gekommen wäre.

Bei dieser Patientin setzten wir innerhalb von vier Wochen 14-mal Blutegel an. Jedes Mal wurde der Bluterguss heller und weicher, das Bein und vor allem der Oberschenkel schwollen ab. Während dieser Zeit führten wir regelmäßig Punktionen durch. Durch die blutgerinnungshemmende Wirkung des Blutegelsekretes verflüssigen sich große Teile des Blutergusses. Diese konnten durch Punktionen leicht entfernt werden.

Schon nach zwei bis drei Wochen konnte die Patientin ihre Tätigkeit als Reitlehrerin teilweise aufnehmen. Nach vier Wochen konnte sie das Knie bis 90 Grad beugen. Ihr Sprunggelenk, dass durch den Bluterguss ebenfalls massiv in der Bewegung eingeschränkt gewesen war, war beschwerdefrei. Trotzdem war im Oberschenkel ein großer Restbluterguss von 15 x 10 Zentimeter Größe übrig geblieben.

Aufgrund ihrer beruflichen Belastung konnte die Patientin diese engmaschigen Behandlungen erst einmal nicht fortsetzen. Nach einer Woche kam die Patientin jedoch erneut in die Praxis. Sie hatte sich in den letzten Tagen körperlich sehr angestrengt. Daraufhin war der Oberschenkel erneut angeschwollen. Die Haut über dem Bluterguss war stark überwärmt. Sie erhielt von uns Bettruhe und kühlende Umschläge sowie pflanzliche und homöopathische Medikamente verordnet, um die Entzündungsreaktion einzudämmen und zu verringern. Es wurden weitere Punktionen durchgeführt. Nach 14 Tagen wurden noch einmal Blutegel aufgesetzt. Danach war die Patientin wieder voll arbeitsfähig und der Bluterguss hatte sich vollständig abgebaut. Außer einem leichten Taubheitsgefühl an der Vorderseite des Oberschenkels bestehen jetzt keine Beschwerden mehr.

Bluterguss im Unterbauch nach Operation — *Aus der Praxis*

Mit einem großflächigen Bluterguss in der Bauchdecke fast des gesamten Unterbauches kam die 47-jährige Patientin in unsere Praxis. Nach einer Nabelbruch-Operation und der gleichzeitigen Entfernung der Gallenblase vor ungefähr drei Wochen war dieser Bluterguss entstanden. Der Patientin setzten wir Blutegel auf, verteilt über den ganzen Bluterguss. Den nächsten Termin nahm sie nicht mehr wahr, da sie sich laut telefonischer Auskunft sehr gut fühlte. Der Bluterguss hatte sich größtenteils aufgelöst.

Bluterguss in der linken Brust nach Autounfall — *Aus der Praxis*

Die 62-jährige Patientin war schon seit einigen Jahren bei uns in Behandlung. Wegen allerlei altersbedingten Problemen war sie medikamentös, neural- und chirotherapeutisch behandelt worden. Bei manchen dieser Beschwerden wäre damals eine Blutegeltherapie durchaus sinnvoll gewesen, jedoch hatte die Patientin diese bislang abgelehnt. Jetzt hatte sie einen schweren Autounfall gehabt. Durch den Druck vom Gurt war ein großer Bluterguss an der linken Brust entstanden. Dieser füllte das gesamte Brustvolumen aus. Es bestanden zusätzlich noch mehrere kleinere Blutergüsse an beiden Beinen. Vor allem der Bluterguss in der Brust machte ihr starke Beschwerden. Sie hatte das

Gefühl, dass ihre Haut bald platzen würde. Die Nachtruhe war gestört, weil sie keine schmerzfreie Liegeposition finden konnte.

Da sie einer Blutegeltherapie ablehnend gegenüberstand, erhielt die Patientin eine Injektion mit homöopathischen Medikamenten, um den Abbau des Blutergusses zu fördern und die Beschwerden zu lindern. Die Wirkung der Injektion war jedoch nicht zufriedenstellend. So entschloss sie sich doch zu einer Blutegelbehandlung.

Wir setzten ihr Blutegel auf den Bluterguss an der linken Brust auf. Sie stellte verblüfft fest, dass sich der Bluterguss in der Brust schon während der Behandlung aufhellte und der starke Druckschmerz abnahm. Bei einem erneuten Termin drei Tage später berichtete sie, dass sie sich seit der Behandlung wesentlich besser fühle. Die Spannung in der Brust sei fast verschwunden. Schmerzen bestanden noch an den Stellen, an denen der Gurt direkt entlanggelaufen war.

Als die Patientin zwei Wochen später erneut in unsere Praxis kam, waren diese Beschwerden ebenfalls deutlich besser geworden. Im Vergleich zu den Blutergüssen an den Beinen war die Heilung des Blutergusses an der Brust wesentlich weiter fortgeschritten. Die Beine schmerzten immer noch, vor allem nachts. Leider konnte sich die Patientin nicht dazu entschließen, noch einmal eine Blutegelbehandlung mitzumachen. Sie beendete die Behandlung und entschloss sich, die noch verbliebenen Blutergüsse mit einer Blutegelextrakt-Salbe zu behandeln.

Aus der Praxis — Bluterguss am linken Unterkiefer

Nach einer Zahnbehandlung hatte die 48-jährige Patientin einen dicken, geschwollenen und schmerzhaften Unterkiefer. Am gleichen Tag setzten wir dort Blutegel auf, gleichzeitig auch auf das rechte Schienbein. Dort hatte sie eine Stelle, die ihr Schmerzen bereitete.

Nach der Blutegelbehandlung lösten sich die Schwellung und der Bluterguss am Unterkiefer innerhalb von zwei Tagen völlig auf. Die schmerzempfindliche Stelle am rechten Schienbein konnten wir nur noch anhand der Blutegel-Bisswunden finden. Der Patientin ging es sehr gut.

Verschiedene Beschwerden durch Verletzungen und Operationen

Wie im vorigen Kapitel werden hier Fälle aufgeführt, die nicht eindeutig einem bestimmten Krankheitsbild zugeordnet werden können.

Splitter im rechten Zeigefinger

Aus der Praxis

Die 40-jährige Patientin kam mit einen Splitter im rechten Zeigefinger. Die Eintrittsstelle hatte sich entzündet. Der gesamte Zeigefinger war mittlerweile rot, überwärmt und geschwollen. Dadurch war der Finger extrem schmerzhaft.
Es war eine rasche und unkomplizierte Behandlung notwendig, da die Patientin selbstständig tätig war und sich einen längeren Berufsausfall nicht leisten konnte.
Wir setzten in die Nähe der Eintrittsstelle des Splitters wenige Blutegel auf. Der Zeigefinger schwoll ab und die Schmerzen waren verschwunden. Der Splitter war nicht auffindbar. Die Patientin konnte ihn selbst auch nicht mehr spüren. Wir vermuteten, dass der Splitter mit der Nachblutung ausgeschwemmt wurde. Der Finger heilte ohne weitere Behandlung rasch und komplikationslos ab.

Schmerzen am rechten Kniegelenk und Zerrung des rechten Sprunggelenks

Aus der Praxis

Als der 25-jährige Patient das erste Mal zu uns in die Praxis kam, klagte er über Stiche im rechten Kniegelenk. Diese traten bei Bewegung auf. Vor allem beim Handballspielen bereitete ihm das große Probleme.
Beim Abtasten gab er einen Druckschmerz im Bereich des Innenbands des rechten Knies an. Eine neural- und chirotherapeutische Behandlung brachte ihm keine Erleichterung. Das Gleiche galt für eine durchgeführte Blutegelbehandlung.
Als der Patient allerdings zwei Jahre später erneut in unsere Praxis kam, berichtete er ganz begeistert, dass er seit der Blutegelbehandlung vor zwei Jahren keine Schmerzen mehr in seinem rechten Kniegelenk habe. Jetzt hatte er sich eine Zerrung des rechten Sprunggelenkes zugezogen und sofort an eine Blutegelbehandlung gedacht.

Diese führten wir auch gleich durch. Danach waren die Beschwerden im Sprunggelenk deutlich geringer. Eine weitere Behandlung war nicht notwendig.

Wiederum zwei Jahre später kam er zu einer Blutegelbehandlung in unsere Praxis. Beim Handball hatte er sich zum zweiten Mal das rechte Knie verletzt. Nachdem ihm die Egel bereits schon zweimal so gut geholfen hatten, kam für ihn nur diese Behandlung infrage.

Danach war er beschwerdefrei. Wir empfahlen ihm, bei besonderen Belastungen für einige Zeit eine Bandage zu tragen, um das Innenband zu stabilisieren. Seitdem hat sich der Patient keine neuen Verletzungen mehr zugezogen.

Erkrankungen der Gefäße

Bei Gefäßerkrankungen muss zwischen Erkrankungen der Arterien und der Venen unterschieden werden.

Arterien sind die Gefäße, die das Blut vom Herzen weg in die Organe und Muskeln transportieren. Die Gefäßverkalkung (Arteriosklerose) betrifft die arteriellen Gefäße. Sie ist die häufigste Erkrankung der Arterien. Durchblutungsstörungen sind eine Folge der Gefäßverkalkung in den Arterien.

Wie bereits erwähnt, entstehen Durchblutungsstörungen am häufigsten durch Gefäßverkalkung. Durch die enger werdenden Arterien fließt immer weniger Blut. Dies hat zur Folge, dass nicht mehr genügend Sauerstoff in die Organe und Muskeln gelangt. Der Sauerstoffmangel führt je nach Organ zu den verschiedensten Beschwerden wie Konzentrationsstörungen, Herzschmerzen, Ohrgeräusche oder Schmerzen beim Gehen. Verschließt sich ein Gefäß im Laufe der Zeit völlig oder akut durch einen Blutpfropf, hat das gravierende Folgen für das von dieser Arterie versorgte Gewebe. Im Gehirn entstehen Schlaganfälle, am Herzen Infarkte, im Ohr kommt es zu Ohrgeräuschen oder die Beine sterben ab, sodass sie eines Tages amputiert werden müssen.

In unserem Körper gibt es zwei Arten von Gefäßen: Arterien und Venen

Die Wirkung der Blutegel ist bei diesen Erkrankungen nachvollziehbar. Das Blut wird dünnflüssiger. Dadurch gelangt es – und damit auch der

Sauerstoff – besser in das Gewebe. Die blutgerinnungshemmende Wirkung führt zu einer Vorbeugung gegen bzw. Auflösung von Blutpfröpfen. Dieser Wirkungsmechanismus der Blutegel ist nachgewiesen. Bei Durchblutungsstörungen kann dem Patienten mit der Blutegelbehandlung eine sinnvolle Therapie angeboten werden, die auch gut wirkt.

> In einer Studie, die wir mit dem Fraunhofer Institut in unserer Praxis durchführten, wurde an 32 Patienten nachgewiesen, dass es nach der Blutegelbehandlung zu einer signifikanten Senkung der Blutviskosität kommt. Die Viskosität ist ein Maß für die Fließeigenschaften des Blutes. Die Verbesserung der Fließeigenschaften war einen Monat nach der Blutegelbehandlung noch deutlicher als am Tag der Behandlung. Bei einigen Patienten wurde nach drei Monaten eine erneute Messung durchgeführt. Dabei stellte sich heraus, dass die Fließeigenschaftenzu diesem Zeitpunkt besser waren als vor der Behandlung.

Senkung der Blutviskosität

Venen sind die Gefäße, die das Blut von den Organen und Muskeln weg zum Herzen hin transportieren. Bei Venen treten vor allem Krampfadern als Erkrankungen auf. Krampfadern sind Aussackungen der Venenwände. Dies betrifft ausschließlich die Beine. Neben Krampfadern oder durch sie können sich Venenentzündungen, Gefäßverschlüsse der tiefen Venen oder offene Beine bilden. Bestehen die Krampfadern schon sehr lange, kommt es zu Hautverfärbungen.
Die Wirkung der Blutegel beruht, wie bei den Durchblutungsstörungen, zum einen auf der Blutverdünnung. Dadurch kann das Blut von den Venen leichter zum Herzen zurücktransportiert werden. Zum anderen werden die Ablagerungen, die sich in den Aussackungen gebildet haben, teilweise aufgelöst. Dies bewirkt eine Verkleinerung der Krampfaderknoten.
Zur Senkung des Blutdrucks ist die Blutegeltherapie nicht geeignet. Zwar sinkt der Blutdruck nach der Behandlung mit Blutegeln ab. Das ist jedoch ein relativ kurz anhaltender Effekt der Therapie. Bei ständigem Bluthochdruck empfehlen wir eine Aderlasstherapie.
Als begleitende Therapie bei Bluthochdruck zur Gesunderhaltung der Gefäße kann eine Blutegelbehandlung jedoch erwogen werden.

Durchblutungsstörungen der Beine und Arme

Durchblutungsstörungen in den arteriellen Gefäßen der Beine äußern sich unter anderem mit Kältegefühl, Pelzigkeit und Schmerzen. Diese Beschwerden treten je nach Ausprägung der Durchblutungsstörungen nach mehr oder weniger starken Belastungen auf. Ein Maß für die Stärke der Durchblutungsstörung der Beine ist die beschwerdefreie Gehstrecke. Dabei spielt neben der absoluten Streckenlänge die Geschwindigkeit eine Rolle, mit der die Strecke zurückgelegt wird. Bei Durchblutungsstörungen der Arme und Beine setzt man die Blutegel im Bereich der Wirbelsäule auf. Von dort wird die Durchblutung über die Nerven gesteuert. Die durchblutungsfördernde, blutgerinnungshemmende und blutverdünnende Wirkung entfaltet das Sekret des Blutegels im gesamten Körper. Ein Ansetzen direkt am Ort der Beschwerden ist nicht nötig, unter Umständen sogar gefährlich. Da die Haut in den Armen oder Beinen nicht richtig durchblutet ist, kann es nach einer Blutegelbehandlung zu Wundheilungsstörungen und im Extremfall zur Ausbildung eines offenen Beines kommen. Das bedeutet, dass bei Durchblutungsstörungen eine genügend große Distanz zum minderdurchbluteten Gebiet zwingend notwendig ist. Deshalb weicht man auf die Wirbelsäule aus. Dadurch kann der Effekt über die segmentale Wirkung mit ausgenutzt werden.

Blutegel nie auf schlecht durchblutete Haut aufsetzen

Aus der Praxis — Durchblutungsstörungen im linken Bein

Die 71-jährige Patientin hatte schon seit einigen Jahren ein pelziges Gefühl im linken Bein. Mittlerweile konnte sie nur noch zehn Minuten am Stück gehen, dann traten starke Schmerzen im linken Fuß und Oberschenkel auf.
Nach einer Blutegelbehandlung war die Gehstrecke der Patientin deutlich verlängert. Im gesamten linken Bein trat ein Kribbeln auf. Dieses Kribbeln ist als Zeichen einer verbesserten Durchblutung in dem betroffenen Bein zu sehen. Das Phänomen entspricht dem Gefühl beim „Aufwachen" eines „eingeschlafenen" Armes oder Beines. Die Patientin war nach der einmaligen Behandlung mit der erzielten Verbesserung so zufrieden, dass sie die Therapie beendete.

Wadenkrämpfe in beiden Beinen — *Aus der Praxis*

Seit mindestens zehn Jahren litt der 69-jährige Patient unter Wadenkrämpfen. Diese kamen vorwiegend beim Gehen. In der Zwischenzeit war es so schlimm geworden, dass er nur noch zehn Minuten ohne Pause gehen konnte. Das Rauchen hatte er vor zehn Jahren aufgegeben, als die Beschwerden begannen. Vor sechs Jahren kam noch eine Zuckererkrankung dazu. Sie förderte zusätzlich die Gefäßverkalkung, die in diesem Fall die Ursache für die Bewerden war. Die Krämpfe waren am linken Bein stärker ausgeprägt als am rechten.

Als sinnvolle Behandlung schlugen wir dem Patienten eine Blutegeltherapie vor. Damit war er auch sofort einverstanden. Da er wegen der Erkrankung ein blutgerinnungshemmendes Medikament einnahm, setzten wir ihm etwas weniger Egel als üblich im Bereich der Lendenwirbelsäule auf. Das Ziel war, die Durchblutung vom Becken her zu verbessern. Da sich die Nachblutung im normalen Rahmen bewegte, konnten wir drei Wochen später die zweite Blutegelbehandlung durchführen. Die dritte Blutegelbehandlung zwei Wochen danach erfolgte an der Lendenwirbelsäule. Der Ansatzort der Egel wurde beibehalten, da er bislang keine Veränderung seiner Beschwerden feststellen konnte.

Als der Patient zur vierten Blutegelbehandlung kam, berichtete er, dass sich sein linkes Bein deutlich verbessert habe. In der Zwischenzeit schmerzte sein rechtes Bein sogar mehr als das linke. Er könne auch etwas besser gehen. Die schmerzfreie Gehstrecke für das linke Bein war bedeutend länger geworden.

Momentan ist der Patient bei uns noch in Behandlung. Wir haben ihm empfohlen, die Blutegeltherapie weiter fortzuführen, zusätzlich verordneten wir dem Patienten pflanzliche durchblutungsfördernde Medikamente.

Durchblutungsstörungen der Hände und Ohrgeräusche — *Aus der Praxis*

Die 64-jährige Patientin hatte in der Zeitung über Blutegelbehandlungen in unserer Praxis gelesen. Obwohl sie sehr weit weg von uns wohnt, kam sie zur Behandlung. Sie hatte schon viele Jahre sehr kalte, etwas bläulich verfärbte Hände. Besonders im Winter bereitete ihr dieser Zustand starke

Schmerzen. Fast ebenso lang bestanden Ohrgeräusche in beiden Ohren. Um die Durchblutung in beiden Armen zu verbessern, setzten wir ihr Blutegel an die Halswirbelsäule.

Da sie auch über ein Spannungsgefühl in beiden Beinen berichtete, setzten wir ihr bei der nächsten Behandlung die Tiere an der Lendenwirbelsäule auf. Beim nächsten Termin stellte die Patientin fest, dass ihr Rücken sehr entspannt sei und die Hände sich nicht mehr so kalt anfühlen würden. Auch ihre Ohrgeräusche seien viel schwächer als zuvor.

Im Laufe des nächsten Jahres führten wir fünf weitere Blutegelbehandlungen an der Halswirbelsäule durch. Eine erneute Behandlung an der Lendenwirbelsäule war nicht mehr nötig, da das Spannungsgefühl in beiden Beinen nicht mehr aufgetreten ist. Inzwischen sind ihre Hände angenehm warm. Die bläuliche Verfärbung hat deutlich besser nachgelassen und ihre Ohrgeräusche sind fast nicht mehr wahrnehmbar. Die Patientin ist sehr zufrieden und wird sich weiterhin in regelmäßigen Abständen Blutegel ansetzen lassen.

Ohrgeräusche

Ohrgeräusche sind Geräuschwahrnehmungen eines Menschen, ohne dass ein hörbares Geräusch auftritt. Dieses Geräusch nimmt nur der Betroffene selbst wahr, nicht jedoch seine Umwelt. Das Geräusch kann ein Summen, Klingeln, Rauschen, Pfeifen oder Zischen sein. Es kann ständig auftreten, aber auch vorübergehend oder pulsierend. Als Ursache kommen neben Durchblutungsstörungen noch viele andere Möglichkeiten infrage, beispielsweise Fremdkörper im äußeren Gehörgang, Infektionen, Krebsgeschwülste, Substanzen, die das Innenohr schädigen, oder auch Blutarmut.

Wichtig bei Ohrgeräuschen ist eine rechtzeitige Behandlung. Je früher eine Therapie begonnen wird, desto größer sind die Erfolgsaussichten.

Bei Ohrgeräuschen werden die Blutegel direkt hinter den Ohren und an der Halswirbelsäule aufgesetzt. Die Gefäße im Bereich der Halswirbelsäule spielen für die Kopfdurchblutung eine wichtige Rolle. Durch die Teilung der Blutegel auf zwei Ansatzstellen erreicht man eine örtliche Wirkung direkt am Ohr und eine verbesserte Durchblutung über die Halswirbelsäule.

ᕤ Ohrgeräusche beider Ohren *Aus der Praxis*

Der 56-jährige Patient litt seit einigen Jahren an leichten Ohrgeräuschen. Vor anderthalb Jahren waren diese nach Musikhören mit Kopfhörern verstärkt aufgetreten. Seit dieser Zeit waren sie so stark, dass sein Hörvermögen eingeschränkt war. Er hatte das Gefühl, als sei „eine Wand zwischen ihm und der Umwelt".

Insgesamt wurden bei ihm innerhalb der nächsten 15 Wochen vier Blutegelbehandlungen durchgeführt. Gleichzeitig erfolgte auch eine chirotherapeutische Maßnahme. Zu Beginn der Behandlungen traten die Ohrgeräusche morgens verstärkt auf, über den Tag waren sie dann sehr wechselhaft.

Nach der letzten Behandlung war die Schwerhörigkeit behoben. Die Ohrgeräusche selbst waren schwächer geworden, aber nicht völlig verschwunden. Im Gegensatz zu früher gab es jetzt jedoch Zeiten, in denen keinerlei Ohrgeräusche mehr auftraten.

ᕤ Ohrgeräusche beider Ohren und Diabetes mellitus *Aus der Praxis*

Als Grunderkrankung liegt bei der 55-jährigen Patientin eine Zuckerkrankheit (Diabetes mellitus) vor. Seit ungefähr fünf Jahren waren beidseitig Ohrgeräusche dazugekommen. Ebenfalls seit Jahren leidet sie unter Halswirbelsäulen- und Schulterbeschwerden.

Bei dieser Patientin setzten wir Blutegel an der Halswirbelsäule auf. Danach verbesserten sich die Ohrgeräusche, waren jedoch weiterhin vorhanden. Die Halswirbelsäulen- und Schulterbeschwerden waren beseitigt. Die Patientin war mit dem Erfolg der Therapie dennoch sehr zufrieden und setzte die Behandlung nicht fort.

Schlaganfälle

Bei Schlaganfällen kommt es infolge Durchblutungsstörungen oder Einblutungen im Gehirn zur Zerstörung von Gehirngewebe. Dadurch fallen bestimmte Körperfunktionen vorübergehend oder für immer aus. Oft haben die Patienten nach Schlaganfällen Schmerzen in manchen Gelenken oder Muskelbereichen. Diese lassen sich nur sehr schlecht beeinflussen.

Ob bei diesen Patienten eine verbesserte Hirndurchblutung, die verbesserte Durchblutung im Körper oder der Reiz durch die Behandlung mit Blutegeln wirkt, können wir nicht sagen. Unsere Beobachtung ist jedoch, dass solchen Patienten durch die Blutegelbehandlung Erleichterung verschafft wird. Zusätzlich sind Blutegelbehandlungen bei Patienten nach Schlaganfall besonders sinnvoll, da durch die blutgerinnungshemmende und blutverdünnende Wirkung die Durchblutung im Gehirn auf jeden Fall verbessert wird. Außerdem wird die Bildung von Gerinnseln gehemmt – eine wichtige vorbeugende Maßnahme gegen einen einem weiteren Schlaganfall.

Bei Patienten nach Schlaganfällen oder mit dem Risiko für einen Schlaganfall werden die Blutegel an der Halswirbelsäule aufgesetzt. Von dort wird sehr effektiv die Durchblutung im Gehirn gefördert.

Aus der Praxis — Mehrere Schlaganfälle

Bei dem 62-jährigen Patienten bestand seit 33 Jahren ein zu hoher Blutdruck. Dieser wurde schon seit vielen Jahren medikamentös behandelt. Trotzdem hatte er im 50., 57. und 61. Lebensjahr wiederholt Schlaganfälle aufgrund von Gehirnblutungen. Beim letzten Schlaganfall wurde der Sehnerv geschädigt und sein Sehvermögen in Mitleidenschaft gezogen. Belastend war für den Patienten ein ziehender Schmerz, der die gesamte linke Körperhälfte durchzog. Wir setzten ihm zehn Blutegel im Bereich der oberen Halswirbelsäule an. Nach dieser Behandlung war der Patient schmerzfrei. Sein Sehvermögen konnte leider nicht positiv beeinflusst werden. Anscheinend waren die Zellen des Sehnervs so stark geschädigt, dass eine Regeneration nicht möglich war. Die Behandlung musste nicht wiederholt werden, da die Schmerzen weiterhin ausblieben.

Aus der Praxis — Schlaganfall vor einem Jahr

Mit Sprachstörungen und rechtsseitiger Gesichtslähmung nach einem Schlaganfall vor einem Jahr kam die 47-jährige Patientin zu uns in die Praxis. Aufgrund einer gestörten Knochenmarksfunktion bildeten sich bei ihr zu viele Blutzellen. Eine Folge davon war die schlechte Fließeigenschaft des Blutes und eine Neigung zu Blutgerinnseln. Dies hatte bei ihr den Schlaganfall verursacht. Quälend war für sie zudem ein ständig vorhandener Brechreiz.

Sie hatte nach natürlichen Behandlungsmethoden geforscht und war dabei auf die Blutegeltherapie gestoßen. Wir setzten die Blutegel bei ihr an der Halswirbelsäule auf. Wegen des „dicken" Blutes war die Nachblutung nur sehr kurz. Trotzdem fühlte sich die Patientin danach schon viel wohler.

In den nächsten drei Jahren kam sie jährlich zweimal zur Blutegelbehandlung. Dabei setzten wir jedes Mal die Tiere immer an der Halswirbelsäule auf. Von Mal zu Mal ging es der Patientin besser. Auch die Sprachstörungen bildeten sich zurück. Die Gesichtslähmung war deutlich schwächer ausgeprägt als zu Beginn der Behandlung.

Krampfadern

Wie eingangs erwähnt, sind Krampfadern Aussackungen von Venen. Ursache ist in den meisten Fällen eine Bindegewebsschwäche, die in aller Regel angeboren ist. Selten gibt es andere Ursachen für Krampfadern. Durch Berufe mit vorwiegend stehender oder sitzender Tätigkeit, zum Beispiel Verkäuferin, Friseurin oder Büroangestellte, wird die Bildung von Krampfadern gefördert.

Krampfadern treten bei Frauen häufiger auf als bei Männern

Zur Beförderung des Blutes in den Venen zurück zum Körperstamm werden die Muskeln der Beine benötigt. Da die Venen nur wenig eigene Muskulatur besitzen, sind sie auf die Hilfe der Beinmuskulatur angewiesen. Bei stehenden oder sitzenden Berufen werden die Beinmuskeln nicht oder nur wenig bewegt. Dadurch kommt es zum Stau des Blutes in den Beinen und es bilden sich Krampfadern.

Ein weiteres Problem bei Krampfadern ist die Schwäche der Venenklappen. Diese verhindern einen Rückstrom des Blutes. Bei Krampfadern sind sie nicht in der Lage, ihrer Funktion nachzukommen.

Die Beschwerden, die durch Krampfadern verursacht werden, sind das Gefühl „schwerer Beine", ein Spannungsgefühl in den Beinen, Schmerzen in der Kniekehle, Wadenkrämpfe (vor allem nachts), Schwellneigung der Beine, Juckreiz sowie Hautveränderungen und -verfärbungen.

Neben der oben erwähnten Wirkung der Blutegel besteht die Vermutung, dass die Wirkstoffe der Blutegel die Venenwände wieder elastischer machen. Dies ist bisher allerdings noch nicht nachgewiesen. Die Wirkung der Kompressionsstrümpfe beruht auf einem Zusammenpressen der Venen durch den Druck von außen. Dadurch können die Venenklappen wieder richtig arbeiten. Dies ist die Voraussetzung dafür, dass das durch die Muskelpumpe transportierte Blut nicht zurückfließen kann.

Kompressionsstrümpfe	Die Behandlung mit Blutegeln ist kein Ersatz für das Tragen von Kompressionsstrümpfen. Die Kompressionsstrümpfe werden auf diese Weise noch effektiver und unterstützen die positive Wirkung der Blutegel auf die Venenwände.

Als erste Behandlung mit Blutegeln erfolgt in den meisten Fällen eine Therapie an der Lendenwirbelsäule. Dies hat zwei Gründe: Erstens wird die Durchblutung der Beine verbessert, zweitens werden eventuell im Becken vorhandene Krampfadern mitbehandelt. Krampfadern der Beckenvenen können sich in starken Rückenschmerzen äußern.

Wir haben beobachtet, dass es zu Wundheilungsstörungen kommen kann, wenn die Blutegel in der ersten Behandlung an den Krampfadern aufgesetzt werden. Aus diesem Grund behandeln wir nur in Ausnahmefällen sofort die Krampfadern. Die vorgeschaltete Therapie an der Lendenwirbelsäule beugt diesem Problem vor.

Zur Behandlung werden die Blutegel direkt auf den Krampfadern aufgesetzt. Die Nachblutung ist in diesen Fällen sehr stark. Die Hautverfärbungen infolge eines lang bestehenden Krampfaderleidens bilden sich teilweise zurück. Dies dauert allerdings eine lange Zeit.

Aus der Praxis **Krampfadern an beiden Beinen**

Schon in der Jugend bestand bei der 57-jährigen Patientin eine Venenschwäche. Diese machte ihr seither Beschwerden, die sich in Form von Schmerzen im Bereich der Venenverläufe und anschwellenden Beinen äußerten.

Drei Jahre zuvor war ihr eine große Vene am rechten Unterschenkel gezogen worden. Danach entwickelte sich im Bereich des Innenknöchels des rechten Sprunggelenkes eine dunkle Hautverfärbung. Begleitend traten an dieser Stelle Juckreiz und Entzündungen auf.

Als sie zu uns kam, hatte das betroffene Hautareal eine Größe von zirka 15 x 7 Zentimeter. Durch Einreibungen mit Exhirud-Salbe® (Salbe mit Hirudin aus dem Blutegelsekret) hatte sie die Entzündungen immer wieder in den Griff bekommen.

In diesem Fall wurden die Blutegel dicht unterhalb des Kniegelenkes in einer sicheren Entfernung zu der krankhaft veränderten Haut aufgesetzt. Diese Behandlung wurde zwei Wochen später wiederholt. Danach konnte man eine leichte Aufhellung im Bereich der betroffenen Hautfläche feststellen.

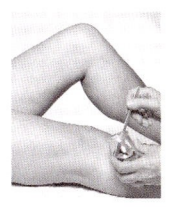

Blutegel werden an die Krampfadern angesetzt

Die Patientin beschloss, regelmäßig Blutegelbehandlungen durchführen zu lassen, um nach und nach eine weitere Verbesserung zu erreichen.

Bei der Aufnahmeuntersuchung gab die Patientin Verschleißerscheinungen im rechten Knie an. Erfreulicherweise waren nach den ersten beiden Blutegelbehandlungen die Schmerzen in diesem Knie verschwunden.

Krampfadern am linken Oberschenkel — *Aus der Praxis*

Die 55-jährige Patientin hatte seit der Geburt ihres Sohnes vor 27 Jahren Krampfadern. Derzeit hatte sie am linken Oberschenkel und entlang den Venenverläufen ausgeprägte Schmerzen. Deshalb setzten wir sofort Blutegel an den linken Oberschenkel.

Von früheren Blutegelbehandlungen wusste die Patientin, dass bei ihr starke lokale Reaktionen auftreten. Trotzdem ist sie nach der Behandlung wegen dieser starken Lokalreaktion zu ihrer Hausärztin gegangen. Vorsichtshalber verschrieb ihr diese ein Antibiotikum für den Fall, dass eine Venenentzündung auftreten würde. Das hätte sich die Patientin ersparen können, da die Lokalreaktion auf die in Kapitel „Häufige Nebenwirkungen" beschriebene Weise gut hätte behandelt werden können.

Nach Abklingen der Lokalreaktion waren die akuten Venenschmerzen, die sie zu uns geführt hatten, verschwunden. Die Patientin war tmit der Behandlungrotzdem sehr zufrieden.

Venenentzündung

Hierbei handelt es sich um Entzündungen oberflächlicher, unter der Haut liegender Venen. Diese Entzündungen treten oft im Bereich vorhandener Krampfadern auf. Andere Ursachen sind Verletzungen oder bestimmte Erkrankungen. Begleitend tritt manchmal ein Gefäßverschluss der betroffenen Hautvene auf. Die entzündeten Venen sind als gerötete und verhärtete Stränge tastbar.

Die Blutegel lösen vorhandene Gefäßverschlüsse auf, verbessern die Durchblutung und wirken entzündungshemmend. Bei akuten Venenentzündungen genügt in den meisten Fällen eine ein- bis zweimalige Behandlung. Treten iwiederholt Venenentzündungen auf, muss mit einer längerfristigen Behandlung gerechnet werden.

Man setzt die Blutegel – wie bei den Krampfadern – direkt auf dem entzündeten Bezirk auf. In diesen Fällen erfolgt keine primäre Behandlung der Lendenwirbelsäule, da es sich um ein akutes Geschehnis handelt, das umgehend behandelt werden muss.

Aus der Praxis **Venenentzündungen an beiden Beinen**

Die 61-jährige Patientin hatte an beiden Beinen stark ausgeprägte Krampfadern. Eine Operation war nicht möglich, obwohl die Patientin unter Schmerzen und schweren Beinen litt.

Seit über 30 Jahren traten Venenentzündungen auf. Die Häufigkeit steigerte sich in den letzten Jahren ständig. Da die Patientin stark schmerzhafte Stellen an den Oberschenkeln aufwies, setzten wir die Blutegel dort direkt auf.

Durch die Vielzahl der Krampfadern bildeten sich nach der Behandlung großflächige Blutergüsse, die sich jedoch innerhalb weniger Tage wieder zurückbildeten. Es folgten noch vier weitere Behandlungen, durch die die Venenbeschwerden ständig abnahmen.

Als die Patientin nach sechs Monaten erneut zur Blutegelbehandlung kam, hatte sie in der Zwischenzeit keine Venenentzündung gehabt. Die zu diesem Zeitpunkt durchgeführten fünfte Blutegelbehandlungen machte sie aus rein vorsorglichen Gründen. Außerdem bildeten sich durch die Blutegelbehandlung die Aussackungen an den Venen deutlich zurück. Blutergüsse wie zu Beginn der Blutegelbehandlung waren seither nicht mehr aufgetreten. Nach weiteren sechs Monaten trat eine Venenentzündung auf, die nach zwei Blutegelbehandlungen wieder verschwand.

Neun Monate später trat erneut eine Venenentzündung auf, die ebenfalls rasch ausgeheilt werden konnte. Vergleicht man den Zustand der Beine heute mit dem Zustand vor den Blutegeltherapien, kann eine deutliche Rückbildung der Krampfadern festgestellt werden. Vor allem die dicken Aussackungen sind sehr viel kleiner geworden und kaum noch vorhanden. Die Häufigkeit der Venenentzündungen hat sich drastisch reduziert.

Die Patientin lässt sich regelmäßig alle vier bis sechs Monate Blutegel aufsetzen, um den Zustand ihrer Venen weiter zu verbessern.

Akute Venenentzündung am linken Knie — *Aus der Praxis*

Die 51-jährige Patientin rief uns während unseres Urlaubs an. Ganz plötzlich waren bei ihr sehr starke Schmerzen im Bereich einer Vene unterhalb des linken Kniegelenks aufgetreten. Wir ließen die Patientin am gleichen Tag kommen. Die Vene war stark gerötet, geschwollen, stark überwärmt, verhärtet und sehr druckschmerzhaft.

Die Patientin war schon vorher wegen verschiedener Periodenstörungen und Wirbelsäulenbeschwerden bei uns in Behandlung gewesen. Die deshalb empfohlene Blutegelbehandlung lehnte sie damals ab.

Bei den jetzt aufgetretenen akuten Beschwerden einer Venenentzündung gab es keine Alternativtherapie mehr. So erklärte sie sich damit einverstanden, Blutegel ansetzen zu lassen.

Sofort nach der Blutegelbehandlung waren ihre Schmerzen verschwunden und es traten keine Beschwerden mehr auf.

Thrombosen

Thrombosen sind Gefäßverschlüsse der Venen. Voraussetzung dafür sind Venenwandveränderungen und eine Verlangsamung der Blutströmung.

Durch Thrombosen entsteht ein Schmerz und Spannungsgefühl im betroffenen Bein, eventuell eine Erhöhung des Pulses und Unruhe. Das betroffene Bein schwillt an, ist überwärmt und druckschmerzhaft.

In unserer Praxis sehen wir die Patienten in den meisten Fällen erst nach einer durchgemachten Thrombose. Ist das Blutgerinnsel noch sehr frisch, besteht die Möglichkeit, dass große Teile davon durch das Sekret der Blutegel abgebaut werden. Leider liegen die Thrombosen sehr häufig schon einige Zeit zurück. Eine Auflösung des Blutgerinnsels ist dann sehr unwahrscheinlich. Trotzdem werden die Beschwerden nach einer Thrombose günstig beeinflusst. Die verbesserte Durchblutung nach einer Blutegelbehandlung spielt da sicher eine Rolle.

> Bei 98 Prozent der Gefäßverschlüsse sind die Bein- oder Beckenvenen betroffen

Bei Thrombosen wird mit der Behandlung an der Lendenwirbelsäule begonnen. Die Durchblutung muss vom Körperstamm her verbessert werden. Erst danach arbeitet man sich langsam am Bein abwärts bis zur Stelle der Thrombose. Krampfadern, die häufig begleitend bestehen, werden dann selbstverständlich mitbehandelt.

Aus der Praxis — Thrombose im linken Unterschenkel

Vor einem Jahr war bei der 71-jährigen Patientin ein Blutgerinnsel in einer tief liegenden Vene der linken Wade festgestellt worden. Seitdem war das linke Bein kraftlos, ohne Stützstrümpfe schwoll es an. Die Patientin nahm ein starkes blutgerinnungshemmendes Medikament (Marcumar®). Schon seit vielen Jahren hatte sie Krampfadern.

Die erste Behandlung erfolgte an der Lendenwirbelsäule. Es wurden nur wenige Blutegel verwendet, um die Blutung unter der Marcumar®-Behandlung abzuschätzen.

In den nächsten sechs Wochen wurden bei ihr drei weitere Blutegelbehandlungen mit wenigen Blutegeln durchgeführt. Die Tiere wurden vor allem am linken Unter- und Oberschenkel angesetzt.

Nach diesen Behandlungen war das Bein deutlich kräftiger und fast genauso belastbar wie das gesunde rechte Bein.

Vier Monate später wurden erneut Blutegel auf die Lendenwirbelsäule aufgesetzt, da die Patientin dort ebenfalls Beschwerden hatte. Danach trat eine Schwellung im linken Unterschenkel auf. Diese klang nach zwei Tagen ab und war im Sinne einer starken Lokalreaktion zu verstehen.

Zwei Monate später erfolgte eine erneute Behandlung am linken Unterschenkel, die ebenfalls eine starke Lokalreaktion nach sich zog.

Da sich nach der Blutegelbehandlung im Lendenwirbelsäulenbereich die Beschwerden deutlich besserten, führten wir in diesem Bereich eine erneute Behandlung mit Blutegeln durch. Nach dieser Behandlung trat keine verstärkte Lokalreaktion auf.

In der Zwischenzeit war die Patientin beschwerdefrei. Bei einem erneuten Termin vier Monate später berichtete die Patientin, dass sie die ganze Zeit über beschwerdefrei geblieben sei. Die erneute Behandlung wolle sie rein vorbeugend und zur Erhaltung ihrer Gesundheit durchführen. Sie plant, weiterhin zwei bis drei Blutegelbehandlungen jährlich an sich vornehmen zu lassen.

Offene Beine

Die meisten offenen Beine (Geschwüre, Ulcus cruris) entstehen durch Stauungen in den Venen. Durchblutungsstörungen in den Arterien oder Nervenschädigungen können ebenfalls zu offenen Beinen führen. Eine Kombination dieser Ursachen ist ebenfalls denkbar.

Der Wirkansatz für die Blutegeltherapie entspricht dem bei Krampfadern oder Durchblutungsstörungen der Beine. Normalerweise werden bei offenen Beinen die Egel zunächst an der Lendenwirbelsäule angesetzt. Nach mindestens einmaliger, eher mehrmaliger Therapie in diesem Bereich können die Tiere in der Nähe des Geschwürs aufgesetzt werden. Dabei ist streng darauf zu achten, dass die Tiere nur auf gesunde Haut sitzen, sonst können Wundheilungsstörungen entstehen, die das Geschwür verschlimmern.

In diesen Fällen muss der Therapeut Erfahrung mit den Blutegeln haben. Die Therapie darf auf keinen Fall vom Patienten selbst durchgeführt werden.

Offenes Bein rechter Außenknöchel *Aus der Praxis*

Bei dem 66-jährigen Patienten bestand eine Venenentzündung an der linken Wade, außerdem eine offene Stelle oberhalb des rechten Außenknöchels. Er hatte von der Blutegeltherapie gehört und erhoffte sich eine Verbesserung seiner Venensituation und Heilung der Wunde. In diesem

Fall behandelten wir zuerst die Venenentzündung am linken Unterschenkel. Nach einer einmaligen Blutegelbehandlung war diese verschwunden. Vier Wochen später nahmen wir den rechten Unterschenkel in Angriff. Die Tiere wurden über den gesamten Unterschenkel verteilt bis direkt oberhalb der offenen Stelle. Dabei achteten wir streng darauf, dass die Egel sich nur an gesunde Haut ansetzten.

Die Heilung der offenen Stelle machte nach der Blutegelbehandlung enorme Fortschritte. Zur vollständigen Abheilung kam das offene Bein durch Salben und Verbände, die dem Patienten nach der Blutegelbehandlung verordnet wurden.

Hämorrhoiden

Hämorrhoiden sind Erweiterungen der Analvenen. Typischerweise findet sich bei den Patienten Blut im Stuhl. Möglich sind ein Brennen, Juckreiz oder sogar starke Schmerzen im Bereich des Darmausgangs.

Die Wirkungsweise der Blutegelbehandlung ist hier vergleichbar mit der bei Krampfadern. Wenn möglich, setzt man die Tiere direkt auf die Hämorrhoiden auf oder man wählt als Ansatzpunkt den Bereich direkt um den After oder die untere Lendenwirbelsäule. Aus diesem Bereich kommen die Gefäße, die den Beckenboden versorgen. So gelangen die Wirkstoffe des Blutegels an ihren Bestimmungsort, obwohl die Tiere nicht in der Nähe der Hämorrhoiden aufgesetzt worden sind.

Aus der Praxis **Schmerzende Hämorrhoiden**

Die 54-jährige Patientin litt unter schmerzenden Hämorrhoiden. Schon seit geraumer Zeit versuchte sie, mit pflanzlichen Mitteln die Beschwerden zu lindern.

Dieser Patientin setzten wir wenige Blutegel direkt auf die äußeren Hämorrhoiden. Zeitgleich wurden ihr Blutegel im Bereich der unteren Lendenwirbelsäule aufgesetzt.

Danach war die Patientin beschwerdefrei und musste nicht wieder wegen Hämorrhoidenschmerzen behandelt werden.

Hämorrhoiden und Wirbelsäulenbeschwerden

Aus der Praxis

Ursprünglich kam die jetzt 64-jährige Patientin wegen Wirbelsäulenbeschwerden in die Praxis. Sie wurde von uns schon seit Jahren regelmäßig mit Schröpfen, Baunscheidtieren, Massagen, Chiro- und Neuraltherapie behandelt. Dadurch traten ihre Beschwerden an der Wirbelsäule nur noch sporadisch auf. Nach der ersten Blutegelbehandlung fühlte sie sich sehr gut. Im Laufe der Zeit lösten die Blutegelbehandlungen alle anderen Therapien ab, sodass sie bis zum jetzigen Zeitpunkt zwei- bis dreimal jährlich kam, um sich die Beschwerdefreiheit am Rücken zu erhalten.

Nervöse Herzbeschwerden, die bei ihr aufgetreten waren, konnten wir mittels einer Segmenttherapie mit Blutegeln problemlos beseitigen.

Als sie jetzt zu uns in die Praxis kam, konnte sie wegen starker Hämorrhoidenschmerzen fast nicht sitzen. Da die Hämorrhoiden teilweise aus dem Darm nach außen getreten waren, setzten wir die Blutegel direkt auf die Hämorrhoiden auf. Die Nachbehandlung erfolgte durch Salben, sodass die Patientin 14 Tage nach der Blutegeltherapie beschwerdefrei war.

Vier Monate später traten erneut leichte Beschwerden auf, die wir durch eine Blutegeltherapie an der Lendenwirbelsäule beseitigen konnten.

Während der nächsten vier Jahre kam sie in einem halbjährlichen Rhythmus zur Blutegeltherapie.

Als sie dann erneut in unsere Praxis kam, hatte sie starke Probleme mit ihrem Darm. Das Essen bekam ihr nicht mehr und sie war matt und schlapp. Sie erhielt von uns pflanzliche Medikamente verordnet und wir führten eine Neuraltherapie durch. Nachdem sich nach einer Woche ihr Zustand nicht verbessert hatte, überwiesen wir sie zur weiteren Abklärung an einen Darmspezialisten. Dieser stellte einen Dickdarmkrebs im frühen Stadium fest, der operativ vollständig entfernt werden konnte.

Als sie einige Monate später zur Nachkontrolle zu uns in die Praxis kam, berichtete sie, dass ihr Bauch völlig in Ordnung sei. In den ganzen letzten Jahren habe sie keinerlei Rücken- und Hämorrhoidalbeschwerden mehr gehabt. Sie fühlte sich gesund und wohl.

Blutschwamm

Blutschwämme (Hämangiome) können sich bereits kurz nach der Geburt oder erst im höheren Lebensalter bilden. Es gibt verschiedene Typen. Eines jedoch haben sie gemeinsam: Es handelt sich immer um Gefäßwucherungen. Manchmal bilden sie sich spontan zurück, andere dagegen muss man operativ entfernen.

Die Wirkungsweise der Blutegel ist in diesem Fall ungeklärt. Man setzt sie direkt auf den Blutschwamm auf. Die Nachblutung ist dabei meist sehr stark. Dies bringt jedoch die besten Erfolge.

Aus der Praxis — Blutschwamm Handfläche links

Vor 19 Jahren war bei der jetzt 58-jährigen Patientin ein Blutschwamm am linken Handgelenk operativ entfernt worden. Es bestand noch ein Blutschwamm an der linken Handinnenfläche. Dieser hatte ihr vier Jahre zuvor schon einmal Probleme bereitet. Die Beschwerden vergingen jedoch innerhalb von sechs Monaten von allein.

Jetzt waren erneut Schmerzen aufgetreten. Außerdem konnte sie den linken Mittel-, Ring- und Kleinfinger nicht mehr richtig strecken. Da die Handinnenflächen sehr empfindlich sind, setzten wir der Patienten im Bereich der Operationsnarbe am linken Handgelenk Blutegel auf. Bei dieser Patientin trat eine starke lokale Reaktion ein. Mit den bereits erwähnten Methoden bekamen wir diese in den Griff.

Nach ihrem Urlaub, zwei Monate später, kam die Patientin erneut in unsere Praxis. Der Blutschwamm war deutlich weicher geworden. Sie konnte die drei Finger wieder schmerzfrei bewegen. Manchmal trat ein leichtes Ziehen in den Fingern auf. Sie war sehr zufrieden mit der Behandlung und meinte, es sei mehr erreicht worden, als sie erwartet hatte. Eine weitere Behandlung war nicht notwendig.

Verschiedene Krankheiten der Gefäße

Auch hier sind wieder verschiedene Fälle zusammengefasst, die in kein anderes Kapitel passen.

Schwindel, Ohrgeräusche, Muskelkrämpfe und Konzentrationsstörungen

Aus der Praxis

Die wesentlichen Beschwerden bestanden bei dem 73-jährigen Patienten in immer wieder auftretenden Schwindelanfällen und Ohrgeräuschen, nachlassender Konzentrationsfähigkeit und Muskelkrämpfen in den Zehen beider Füße. Außerdem klagte er über schon seit der Jugend bestehende starke Blähungen, er fühlte sich wie „aufgeblasen". Bei der körperlichen Untersuchung war der gesamte Bauchbereich aufgetrieben und druckschmerzhaft. Auffallend war ansonsten eine Beinlängendifferenz, eine Wirbelsäulenverkrümmung und eine Versteifung im Bereich der Halswirbelsäule.

Bei diesem Patienten wurden zuerst zwei chirotherapeutische Behandlungen durchgeführt. Im Anschluss erfolgte eine Blutegelbehandlung an der Halswirbelsäule, der zwei Tage später eine Blutegeltherapie im Bereich der Lendenwirbelsäule folgte. Der Patient fühlte sich danach beweglicher und wohler. Der Schwindel war nicht mehr aufgetreten und die Bauchbeschwerden waren deutlich weniger schmerzhaft.

Vier Wochen später wurden ihm nochmals Blutegel im Bereich der Halswirbelsäule und anschließend wieder an der Lendenwirbelsäule angesetzt. Während der ganzen Zeit erhielt der Patient begleitend pflanzliche Medikamente. Danach waren sämtliche Beschwerden des Patienten verschwunden. Bislang mussten die Behandlungen nicht wiederholt werden.

Schwindel, Krampfadern, Hämorrhoiden, Wirbelsäulen- und Hüftgelenksbeschwerden rechts

Aus der Praxis

Der 70-jährige Patient bot ein buntes Bild an gesundheitlichen Störungen, als er zu uns in die Praxis kam. Schon seit der Kindheit litt er unter Verdauungsstörungen. Nach Alkohol- und Schokoladengenuss trat bei ihm Übelkeit auf. Seit 25 Jahren hatte er Krampfadern an beiden Beinen. Vor zwei Jahren war ihm rechts ein künstliches Hüftgelenk eingesetzt worden. Seit einer Prellung des rechten Ellenbogengelenkes vor einigen Monaten war sein Unterarm bis zur Hand pelzig. Momentan machte ihm am meisten ein Schwindel zu schaffen, der nach der Hüftgelenksoperation aufgetreten war.

Aus diesem Grund setzten wir ihm die ersten Blutegel an der Halswirbelsäule an. Danach klagte er nur noch gelegentlich über Schwindelanfälle. Das pelzige Gefühl im rechten Arm war verschwunden. Es folgten Behandlungen an der Lendenwirbelsäule und am linken Oberschenkel. Dadurch verschwanden seine Krampfaderbeschwerden.

Erst ein Jahr später traten diese Beschwerden wieder auf, die jedoch mit einer einmaligen Blutegelbehandlung auf dem linken Ober- und Unterschenkel beseitigt werden konnten.

Einen Monat nach der letzten Blutegelbehandlung traten akute Hämorrhoidalbeschwerden auf. Der Patient kam zu uns mit dem Wunsch, die Blutegel direkt auf die Hämorrhoiden aufsetzen zu lassen. Nach der Behandlung war er deutlich schmerzfreier. Insgesamt fühlte er sich sehr erleichtert. Zwei Monate später wiederholten wir die Behandlung, wobei wir gleichzeitig einige Blutegel auf der Lendenwirbelsäule aufsetzten.

Nach einer weiteren, abschließenden Blutegelbehandlung an den Hämorrhoiden und am linken Oberschenkel war der Patient bezüglich der Hämorrhoiden und Krampfadern beschwerdefrei. Die Pelzigkeit im Unterarm war nicht mehr aufgetreten. Es trat nur noch gelegentlich das Schwindelgefühl auf. Die Wirbelsäulenbeschwerden, über die er auch hin und wieder geklagt hatte, waren ebenfalls verschwunden.

Erkrankungen der Haut

Die Krankheiten der Haut bilden ein breites Spektrum von Infektionen: über Hautausschläge bis hin zu Hautbeschwerden, die nicht von sichtbaren Hautveränderungen begleitet werden. Wir wollen unseren Lesern in diesem Kapitel einige Patienten vorstellen, die im Laufe der Jahre bei uns in Behandlung waren. Damit decken wir bei weitem nicht alle Erkrankungen der Haut ab. Das ist auch nicht unser Bestreben.

Erkrankungen der Haut

Wir wollen nur aufzeigen, welche Möglichkeiten und Chancen durch die Behandlung mit Blutegeln bestehen.

Abszess

Durch Infektionen mit Eiteransammlung entstehen Abszesse an der Haut. Sie bilden eine gerötete, überwärmte, mit Eiter gefüllte Schwellung. Starker Druckschmerz, oft verbunden mit einem klopfenden Schmerz, ist typisch. Manchmal treten begleitend Fieber und Abgeschlagenheit auf.
Die Blutegel werden direkt auf den Abszess aufgesetzt. Wenn dies zu schmerzhaft ist, erfolgt das Aufsetzen daneben. Für die völlige Ausheilung sind allerdings in den meisten Fällen mehrere Behandlungen erforderlich.
Die entzündungshemmende Wirkung der Blutegel wird durch die Nachblutung, die den Abszess ausschwemmt, unterstützt. Wir sind immer wieder über die gute Wirkung der Blutegel bei Abszessen erstaunt.

Wiederholte Abszesse am linken Oberarm — *Aus der Praxis*

Bereits mit 13 Jahren wurde der Patient wegen einer Knochenmarkentzündung am linken Oberarm operiert. Seit seinem 24. Lebensjahr treten bei ihm regelmäßig tief sitzende, hoch fieberhafte Abszesse auf. Dabei schwillt der Oberarm massiv an. Diese Abszesse traten bisher mindestens zweimal im Jahr auf und wurden immer wieder mit Antibiotika behandelt.
Als der Patient in unsere Praxis kam, war er 34 Jahre alt. Zu diesem Zeitpunkt hatte er wieder einen großen Abszess am linken Oberarm. Nach der Behandlung mit 13 Blutegeln, die direkt auf die entzündete Stelle gesetzt wurden, ging es ihm wesentlich besser, und die Entzündung ging zurück. Eine Woche später verschlimmerte sich die Entzündung im Rahmen eines grippalen Infektes wieder.
Nach Abklingen der Erkältung wurde deshalb sofort mit Blutegeln behandelt. Da zwar eine deutliche Besserung des Befundes eingetreten war, aber immer noch Restbeschwerden bestanden, wurde zwei Wochen später eine dritte Blutegelbehandlung durchgeführt. Begleitend wurde der Abszess mit Zwiebelauflagen und Salbenumschlägen

behandelt. Daraufhin bildeten sich die Entzündung und der Abszess vollständig zurück.

Neun Monate später kam es zu einem erneuten Auftreten des Abszesses. Mit einer einmaligen Blutegelbehandlung, begleitet mit Zwiebelauflagen, war der Abszess nach einer Woche abgeklungen. Bemerkenswert dabei ist, dass sich nach der ersten Blutegelbehandlung der Abstand bis zum Auftreten eines neuen Abszesses deutlich vergrößert hatte (zirka neun Monate). Außerdem traten beim letzten Abszess die sehr hohen, extrem belastenden Fieberschübe bis 40 Grad nicht mehr auf. Im Gegensatz zu den früheren Krankheitsereignissen konnte der Patient während des Krankheitsgeschehens diesmal voll arbeiten.

Furunkulose

Ein Furunkel ist eine eitrige Entzündung eines Haarbalgs und/oder seiner Talgdrüse. Treten mehrere Furunkel gleichzeitig oder sehr oft auf, spricht man von einer Furunkulose.

Für die Wirkungsweise und die Ansatzstelle der Blutegel gilt das Gleiche wie bei Abszessen: Möglichst nahe am Furunkel die Tiere aufsetzen. Dadurch entfaltet sich die entzündungshemmende Wirkung am besten, und der meiste Eiter fließt zum größten Teil mit der Nachblutung ab.

Aus der Praxis **Furunkulose an beiden Oberschenkeln**

Bei der 31-jährigen Patientin traten seit über vier Jahren Furunkeln im Bereich beider Oberschenkelinnenseiten auf. Eine vom Hausarzt durchgeführte Antibiotika-Behandlung blieb erfolglos.

Innerhalb der nächsten neun Monate wurden insgesamt sechs Blutegelbehandlungen durchgeführt. Die Blutegel setzten wir direkt auf bzw. neben die Furunkeln. Begleitend wurde gegen Ende der Blutegelbehandlungen eine medikamentöse Therapie zur Regulierung der Darmflora durchgeführt. Im Verlaufe der Behandlungen waren Anzahl und Größe der Furunkeln rückläufig. Nach der letzten Behandlung bestanden keinerlei Beschwerden mehr und sind auch bis heute nicht wieder aufgetreten.

Juckreiz

Juckreiz kann durch viele verschiedene Krankheiten an der Haut oder der inneren Organe ausgelöst werden. Bei unseren Praxisfällen handelt es sich um einen Juckreiz, dessen Ursache für uns nicht erkennbar ist. Die Blutegeltherapie setzen wir deshalb als Umstimmungsmittel ein. Durch den gesetzten Reiz soll ein Umschwung in den Körperreaktionen hervorgerufen werden. Dabei werden die Blutegel an dem Wirbelsäulensegment aufgesetzt, das für die Versorgung des juckenden Hautareals zuständig ist.

Juckreiz an der Halswirbelsäule bis über beide Schultern — *Aus der Praxis*

Den 72-jährigen Patienten quälte ein starker Juckreiz, der sich, von der Halswirbelsäule und oberen Brustwirbelsäule ausgehend, bis über beide Schultern hinzog. Die Problematik war so stark ausgeprägt, dass ihn der Juckreiz sogar nachts nicht schlafen ließ.

Bei der körperlichen Untersuchung fanden sich starke muskuläre Verspannungen in dem vom Juckreiz betroffenen Areal. Neben entkrampfenden und durchblutungsfördernden Medikamenten wurde eine Blutegelbehandlung durchgeführt. Die Blutegel wurden an der Halswirbelsäule aufgesetzt. Nach der Behandlung waren der Juckreiz und die Verspannungen verschwunden. Der Patient konnte wieder durchschlafen.

Einige Monate später ließ er zur Vorsorge nochmals eine Blutegeltherapie durchführen. Auch nach dieser Behandlung ist er beschwerdefrei geblieben.

Nagelbett- und andere Entzündungen

Nagelbettentzündungen können durch kleinste Verletzungen entstehen. Sind die Entzündungsreaktionen stark ausgeprägt, kann es zu Eiterungen kommen. In diesen Fällen haben die Blutegel eine örtlich entlastende und entzündungshemmende Wirkung. Da der Entzündungsherd in den allermeisten Fällen nicht so groß ist wie bei einem Furunkel oder Abszess, heilt die Nagelbettentzündung in der Regel nach einer Blutegelbehandlung aus.

Wir konnten in all den Jahren unserer Praxistätigkeit eine Heilung meist innerhalb weniger Tagen beobachten.

Die Blutegel werden auf die Entzündung oder gegebenenfalls direkt daneben platziert. Dadurch erreicht man die maximale Wirkung.

Aus der Praxis — Nagelbettentzündung am linken Mittel- und rechten Zeigefinger

Bei dem fünfjährigen Patienten war am linken Mittel- und rechten Zeigefinger eine Nagelbettentzündung entstanden. Mit einer Salbe heilte der rechte Zeigefinger aus. Am linken Mittelfinger war die Wirkung nicht befriedigend.
Nach Absprache mit dem jungen Patienten wurden ihm zwei Blutegel am linken Mittelfinger direkt unterhalb der Nagelbettentzündung aufgesetzt. Mit einem dicken Verband ging er stolz nach Hause.
Mit der Abheilung der Wunden war auch die Nagelbettentzündung verschwunden. Heute noch ist er der Ansicht, dass er sich im wiederholungsfall jederzeit wieder Blutegel ansetzen lassen würde.

Fettgewebsgeschwülste

Gutartige Fettgewebsgeschwülste werden Lipome genannt. In den meisten Fällen wachsen diese Geschwülste relativ langsam. Im Laufe der Jahre können sie jedoch eine enorme Größe annehmen. Sie erscheinen als abgegrenzte knotige Strukturen oder als weit verbreitete, diffuse Fettgewebsvermehrung. Normalerweise werden sie operativ entfernt. Eine Behandlung mit Blutegeln hatten wir nie erwogen.
Bei dem folgenden Fall handelt es sich um eine Besonderheit. Die Patientin kam mit dem Wunsch zu uns, eine Blutegelbehandlung durchführen zu lassen. Zu unserer großen Überraschung brachte diese therappie doch einen gewissen Erfolg.

Aus der Praxis — Fettgewebsgeschwulst am rechten Schulterblatt

Mit dem Wunsch, eine Blutegeltherapie durchführen zu lassen, kam die 54-jährige Patientin in die Praxis. Sie hatte keine akuten Beschwerden. Mit einer Blutegelbehandlung wollte sie versuchen, die Größe einer Fettgewebsgeschwulst mit einem Durchmesser von zirka zehn Zentimeter zu beeinflussen. Diese Fettgewebsgeschwulst befand sich auf ihrem rechten Schulterblatt. Durch ihre Kleidung hindurch war diese Stelle immer spürbar. Sie hatte aber Bedenken, sich diese große Geschwulst operativ entfernen zu lassen.

Wir beschlossen, die Behandlung mit Blutegeln zu versuchen und setzten der Patientin Blutegel direkt auf die Geschwulst auf. Nach der Behandlung empfand die Patientin die Fettgewebsgeschwulst als weniger störend. Auch wir hatten den Eindruck, die Gewebeschwellung um die Geschwulst sei etwas zurückgegangen.

Nach fünf Monaten ließ sie die Behandlung wiederholen. Obwohl die Größe der Geschwulst selbst unbeeinflusst blieb, war die Patientin mit dem Erfolg zufrieden. Auch bei späteren Terminen klagte die Patientin nie wieder über eine Missempfindung im Bereich der Geschwulst.

Hauttransplantation

Transplantationen sind die am besten nachgewiesenen Anwendungsgebiete der Blutegeltherapie. Dies ist ein in der klassischen Schulmedizin anerkanntes Einsatzgebiet von Blutegeln.

Seit Anfang der 80er Jahre berichteten immer mehr Krankenhäuser über den erfolgreichen Einsatz von Blutegeln zur Erhaltung von Transplantaten. Dabei geht es vor allem um Hauttransplantationen oder um abgetrennte Körperteile wie Finger oder Ohren, die wieder angenäht wurden. Dies nennt man Replantation. Nach solchen Trans- oder Replantationen kommt es in der übertragenen Haut oder dem angenähten Körperteil leicht zu Blutstauungen. Dies stellt eine der häufigsten Ursachen für das Absterben eines Trans- oder Replantates dar. Setzt man Blutegel auf, wird schon durch die Nachblutung der Blutstau verringert. Die blutgerinnungshemmende und blutverdünnende Wirkung fördert eine Entlastung des Gewebes.

Hauttransplantation an der Nase *Aus der Praxis*

Vor einigen Jahren wurden wir von einem Hals-Nasen-Ohren-Arzt ins Krankenhaus gerufen. Er hatte bei einem 63-jährigen Patienten eine Hauttransplantation an der Nase durchgeführt. Dieses Transplantat drohte abzusterben. Es hatte sich bereits an den Rändern gelöst und eine sehr dunkle, schon fast schwarze Färbung angenommen. In diesem Fall setzten wir vier Blutegel direkt auf das Transplantat. Schon nach zirka 15 Minuten erschien die Haut heller. Am nächsten Tag, nach einer nochmaligen Behandlung, hatte das Transplantat fast die normale Hautfarbe. Das Transplantat konnte erhalten bleiben. Eine weitere Behandlung war nicht notwendig.

Erkrankungen des Kopfes und der Nerven

Für die Blutegeltherapie sind von den Erkrankungen des Kopfes und der Nerven zugänglich, vor allem die mit Durchblutungsstörungen einhergehenden. Dazu zählen sicher der Schlaganfall (siehe Kapitel „Erkrankungen der Gefäße") und die Migräne. Aber auch Kopfschmerzen, die häufig durch Wirbelsäulenverspannungen entstehen, und Schwindel, ebenfalls relativ oft ein Halswirbelsäulenproblem, sind gut damit zu behandeln. Diese Fälle hätten wir unter die Rubik Wirbelsäulenbeschwerden einreihen können. Bei diesen Patienten war aber der Kopfschmerz oder der Schwindel so vorherrschend, dass wir uns entschlossen, sie in ein eigenes Kapitel aufzunehmen.

Allerdings sind nicht nur die oben aufgeführten Erkrankungen ein gutes Einsatzgebiet. In diesen Fällen ist die Wirkung gut nachvollziehbar. Es gibt aber eine Reihe von Krankheiten, bei denen sich die gute Wirkung der Blutegel nicht so einfach erklären lässt, wie beispielsweise die Gürtelrose, verschiedene nervöse oder neurogene Störungen, deren Ursache nicht herausgefunden werden konnte, und Veränderungen der Nerven durch Diabetes. Dies gilt übrigens auch für die Gefäßveränderungen bei Diabetes.

Kopfschmerzen

Häufige Ursache von Kopfschmerzen sind Verspannungen und Blockierungen an der Halswirbelsäule. Echte Migräne oder andere Formen von Kopfschmerzen sind seltener.

Im ersteren Fall ist eine begleitende chirotherapeutische Behandlung auf jeden Fall sinnvoll. Oft können schon allein damit die Beschwerden zum Abklingen gebracht werden. Wir setzen die Blutegel meistens erst ein, wenn wir mit einer Chirotherapie allein keinen befriedigenden Erfolg erringen können. Die Blutegel werden in diesen Fällen an der Halswirbelsäule aufgesetzt. Neben einer lokalen Entkrampfung wird auch die Durchblutung im Kopf verbessert.

Kopfschmerzen und Ohrgeräusche *Aus der Praxis*

Bei der 61-jährigen Patientin traten in Abständen von vier bis fünf Wochen Kopfschmerzattacken auf. Der Schmerz zog vom Nacken aus in den Kopf. Die vorwiegend nächtlich auftretenden Attacken verursachten ihr so starke Schmerzen, dass sie unruhig im Zimmer hin und her getrieben wurde. Zusätzlich klagte sie über Ohrgeräusche im rechten Ohr und Lendenwirbelsäulenbeschwerden, die sich, seitdem sie im Ruhstand war, gebessert hatten. Sie traten nur noch vereinzelt nach besonderen Belastungen auf.
Bei der körperlichen Untersuchung fiel der Bereich Lendenwirbelsäule/Unterbauch als besonders empfindlich auf. Deshalb setzten wir erstmalig Blutegel an der Lendenwirbelsäule an. Nach dieser Behandlung zeigte sie deutlich mehr Schwung und Lebensfreude. 14 Tage später behandelten wir die Patientin an der Halswirbelsäule. Daraufhin veränderten sich ihre Ohrgeräusche. Diese hatten vorher den ganzen Tag über bestanden und traten jetzt vorwiegend abends auf. Sie fühlte sich sehr aktiv und gesund. Mit einer chirotherapeutischen Behandlung schlossen wir die Therapie bei der Patientin ab.
Als die Patientin zwei Jahre später wieder in unsere Praxis kam, erzählte sie, dass diese furchtbaren Kopfschmerzen seit der damaligen Blutegelbehandlung nicht mehr aufgetreten seien. Die Ohrgeräusche hatten sich weiter gebessert. Oft nahm sie gar nicht mehr wahr, dass sie noch vorhanden seien. Meist bemerkte sie diese unter Stress. Die Beschwerden im Bereich der Lendenwirbelsäule hatten sich gebessert. Sie spürte sie nach Gartenarbeiten, und dann würden sie nach kurzer Zeit wieder verschwinden. Eine Freundin, die mit ihr in die Praxis kam, äußerte sich dahingehend, dass sie seit den Blutegelbehandlungen wesentlich „fitter" geworden sei: Sie würde ihr manchmal „richtig davonrennen".
Die Patientin war gekommen, um sich erneut Blutegel ansetzen zu lassen. Dies geschah aus vorbeugenden Gründen, um sich ihren guten gesundheitlichen Zustand zu erhalten. Sie hatte beschlossen, zukünftig jedes halbe Jahr zu einer Blutegelbehandlung zu kommen.

Schwindel

Bei Ohren- oder Augenkrankheiten oder Beschwerden im Bereich der oberen Halswirbelsäule kann es zu Schwindelanfällen oder dauerhaftem Schwindel kommen. Häufig bestehen auch kombinierte Probleme. Je nach Ursache werden die Blutegel im Bereich der Schläfen, hinter den Ohren, an der Halswirbelsäule oder an mehreren dieser möglichen Ansatzpunkte platziert.

Aus der Praxis **Drehschwindel mit Brechreiz**

Bei der 70-jährigen Patientin trat Drehschwindel auf, begleitet von Brechreiz. Um die Durchblutung im Gehirn zu verbessern, setzten wir ihr Blutegel an der Halswirbelsäule an. Danach war die Patientin vom Drehschwindel befreit und ständig beschwerdefrei. In den Jahren nach der Blutegelbehandlung sind keine Schwindelanfälle mehr aufgetreten.

Aus der Praxis **Schwindel mit Kopfschmerzen**

Ein ständig auftretender Schwindel machte der 44-jährigen Patientin seit einiger Zeit zu schaffen. Zusätzlich hatte sie noch Halswirbelsäulenbeschwerden und Kopfschmerzen, war kurzatmig und litt unter einem Druckgefühl in der Herzgegend. Außerdem plagte sie ein Völlegefühl. Da in ihrer Familie schon mehrere Gehirnschläge vorgekommen waren, beunruhigte sie der Schwindel sehr.
Es wurden neben mehreren chirotherapeutischen Behandlungen innerhalb von vier Monaten auch zweimal Blutegel an der Halswirbelsäule aufgesetzt. Dies führte zu einer Beschwerdefreiheit der Patientin, die drei Jahre anhielt.
Die danach wieder auftretenden Kopfschmerzen konnten durch vier chirotherapeutische Behandlungen beseitigt werden. Seit dieser Zeit ist die Patientin beschwerdefrei, obwohl seit damals schon fast zehn Jahre vergangen sind.

⚭ Schwindelanfälle bei Kopfbewegungen   *Aus der Praxis*

Die 63-jährige Patientin hatte in ihrem Leben schon viele Beschwerden gehabt. Mit zunehmendem Alter schien sie immer gesünder zu werden. Momentan machten ihr ständig auftretende Schwindelanfälle bei Kopfbewegungen zu schaffen. Zusätzlich bestanden krampfartige Schmerzen zwischen den Schulterblättern.
Drei chirotherapeutische Behandlungen brachten den Schwindel zum Verschwinden. Die krampfartigen Muskelschmerzen hatten sich fast aufgelöst.
Eigentlich war die Behandlung schon beendet, als sich die Schwindelanfälle nach zwei Monaten wiederholten. Dieses Mal setzten wir ihr Blutegel an der Halswirbelsäule an. Daraufhin trat der Schwindel nicht mehr auf. Drei Monate später wurde die Behandlung vorsichtshalber wiederholt, um die Halswirbelsäule zu stabilisieren.
In den folgenden Jahren ließ sich die Patientin bei Verspannungen im Rücken entweder Schröpfköpfe oder Blutegel aufsetzen. Sie fühlt sich seitdem frisch und gesund.

Verschiedene Krankheiten des Nervensystems

Wie schon in den vorigen Kapiteln, werden hier Einzelfälle oder Patienten mit verschiedenen Symptomen vorgestellt.

⚭ Zuckungen in der linken Gesichtshälfte   *Aus der Praxis*

Seit drei Jahren traten bei dem 44-jährigen Patienten ständig Zuckungen des linken Oberlides und Mundwinkels auf, die sich über die gesamte Gesichtshälfte hinzogen. Bei einer neurologischen Untersuchung wurde ihm mitgeteilt, dass zwei Nerven zu nahe beieinander liegen und deshalb die Zuckungen entstehen. Dagegen könne man nichts tun.
Die Untersuchung in unserer Praxis ergab druckschmerzhafte Punkte des Trigeminus. Dieser Nerv ist für die Hautempfindungen im Gesichtsbereich zuständig. Außerdem war der gesamte Halswirbelsäulen-Schulterbereich massiv verspannt.
Wir begannen die Therapie mit einer Blutegelbehandlung an der Halswirbelsäule. Danach waren die Zuckungen für drei Tage völlig verschwunden.

Später traten sie erneut auf, jedoch deutlich geringer ausgeprägt. Die Zuckungen waren in ein Zittern der Muskulatur übergegangen.

Der Patient bekam für zu Hause Muskel- und Augenentspannungsübungen gezeigt. Es wurden noch drei chirotherapeutische Behandlungen durchgeführt. Danach war der Patient beschwerdefrei.

Erkrankungen der weiblichen Geschlechtsorgane

Bei den für die Blutegeltherapie zugänglichen Krankheiten handelt es sich um Störungen im Monatszyklus der Frau oder um Periodenbeschwerden. Beide lassen sich durch eine Blutegelbehandlung positiv beeinflussen.

Störungen der Monatsblutung

Zwischenblutungen treten in der Regel durch Störungen im Hormonhaushalt auf. Dies kann beispielsweise durch die Wechseljahre hervorgerufen werden. Üblicherweise werden zur Behandlung Hormone eingesetzt.

Eine Alternative ist der Versuch mit einer Blutegelbehandlung. Dabei ist der Wirkungsmechanismus völlig unklar. Die guten Erfahrungen bei diesen Störungen unterstützen den Einsatz von Blutegeln zur Behandlung. Es muss beachtet werden, dass bei Blutungsstörungen im Rahmen der Wechseljahre keine krankhafte Veränderung an sich vorliegt. Dies ist ein physiologischer Prozess. Bei diesen Störungen können die Blutegel folglich nicht helfen. Relativ häufig treten jedoch Zwischenblutungen bei jüngeren Frauen auf. In diesen Fällen ist eine Blutegelbehandlung durchaus zu befürworten.

Neben den erwähnten Zwischenblutungen sind auch Störungen in der Blutungsstärke oder im -rhythmus (zu kurzer oder zu langer Monatszyklus) gut beeinflussbar.

Die Blutegel werden in diesen Fällen im Bereich des Lendenwirbelsäulen-Kreuzbein-Überganges aufgesetzt. Von dort werden die Organe im Genitalbereich segmental beeinflusst.

Zwischenblutungen *Aus der Praxis*

Die 34-jährige Patientin klagte über seit sieben Jahren auftretende Schmierblutungen in der Zyklusmitte. Dies entspricht dem Zeitpunkt um den Eisprung. Außerdem bekam sie bei Eintritt ihrer Monatsblutung Kopfschmerzen. Danach war die Scheide extrem trocken und es trat in diesem Bereich ein starker Juckreiz auf.

Diese Patientin bekam von uns ein pflanzliches Medikament zur Stabilisierung des Hormonhaushaltes verordnet. Parallel dazu wurden ihr Blutegel an der unteren Lendenwirbelsäule aufgesetzt. Schon beim nächsten Zyklus trat keine Zwischenblutung mehr auf.

In der Zwischenzeit sind einige Jahre vergangen, in denen die Patientin beschwerdefrei blieb.

Zu starke und zu häufige Monatsblutung *Aus der Praxis*

Mit Periodenbeschwerden kam die 24-jährige Patientin zu uns in die Praxis. Alle zwei Wochen traten bei ihr starke Blutungen auf. Dadurch fühlte sie sich sehr geschwächt. Bei der Untersuchung wurde eine Druckempfindlichkeit festgestellt, die sich über den gesamten Unterbauch und die Lendenwirbelsäule erstreckte. Wir führten eine chirotherapeutische Behandlung durch. Zwei Wochen später, in einer blutungsfreien Zeit, setzten wir ihr Blutegel an der Lendenwirbelsäule auf, um ihren Unterleib segmental zu beeinflussen.

Bei einem Wiedervorstellungstermin eine Woche später berichtete die Patientin, dass die Blutungsstärke deutlich nachgelassen hatte. Sie fühlte sich wohl und wie „ausgeputzt". Im späteren Verlauf stellte sich heraus, dass sich auch die Abstände der Blutung auf zirka vier Wochen normalisiert hatten. Eine nochmalige Behandlung war nicht notwendig.

Schmerzen bei der Monatsblutung

Frauen leiden häufig bei der Monatsblutung unter sehr starken Schmerzen . Mit der Blutegeltherapie gibt es eine Methode, schmerzhafte Monatsblutungen günstig zu beeinflussen. In diesen Fällen werden die Blutegel im Bereich des Lendenwirbelsäulen-Kreuzbein-Übergangs aufgesetzt.

Aus der Praxis **Kopfschmerzen und Übelkeit während der Monatsblutung**

Seit Eintritt der Monatsblutung waren bei der 27-jährigen Patientin starke Beschwerden vorhanden. Mit Beginn der Blutung bekam sie Kopfschmerzen, Übelkeit und Erbrechen. Die Blutungen waren stark, traten aber regelmäßig auf. Seit zehn Jahren nahm sie die Pille. Seitdem waren die Beschwerden besser. Die Kopfschmerzen waren jedoch weiterhin vorhanden. Bei der körperlichen Untersuchung stellten wir einen starken Druckschmerz an der Halswirbelsäule fest. Deshalb wurde zuerst eine chirotherapeutische Behandlung durchgeführt. Darauf erfolgte eine Blutegeltherapie am Lendenwirbelsäulen-Kreuzbeinübergang. Bei der nächsten Monatsblutung traten nur leichte Kopfschmerzen auf.

Erkrankungen der Augen

Bei vielen Augenerkrankungen ist die entlastende und durchblutungsfördernde Wirkung der Blutegel hilfreich. Immer wieder erscheinen Patienten bei uns in der Praxis, die über Sehstörungen klagen. Dies können Störungen sein, die keinem speziellen Krankheitsbild zuzuordnen sind. Es können jedoch auch Beschwerden sein, die auf eine bestimmte Erkrankung zurückzuführen sind.

Wir haben hier einige Fälle aus unserer Praxis aufgeführt. Selbstverständlich gibt es weitere Krankheiten der Augen, bei denen eine Blutegeltherapie sinnvoll ist. Als Beispiele möchten wir den Grünen Star oder die Makula-Degeneration nennen.

Sehstörungen bei Zuckerkrankheit

Bei der Zuckerkrankheit (Diabetes mellitus) treten im Laufe der Jahre Veränderungen an den Wänden der kleinen und großen Gefäße auf. Das hat die vielfältigsten Folgen. Da diese ein Problem der Gefäße darstellen, sind Blutegel geradezu prädestiniert für eine Behandlung.

In dem folgenden Fall geht es um eine Sehstörung, die durch Gefäßveränderungen infolge Diabetes aufgetreten sind. Im Normalfall müssen diese Patienten in unterschiedlich großen Abständen mit Laser behandelt werden. Im schlimmsten Fall erblinden die Patienten.

Sehstörungen bei Zuckerkrankheit und Lendenwirbelsäulenbeschwerden

Aus der Praxis

Seit 21 Jahren bestand bei dem 52-jährigen Patienten eine Zuckerkrankheit. Schon seit längerer Zeit spritzte er sich Insulin. Aktuell kam er zu uns wegen Schmerzen an der Lendenwirbelsäule, die sich bis in das rechte Bein zogen. Bereits seit 10 Jahren traten Rückenschmerzen auf, die jedoch nie so stark ausgeprägt waren. Außerdem schmerzten ihm beide Kniegelenke. Nach drei neural- und chirotherapeutischen Behandlungen führten wir bei dem Patienten eine Blutegeltherapie an der Lendenwirbelsäule durch. Danach waren die Beschwerden am Rücken und in beiden Kniegelenken behoben.

In den nächsten Monaten kam der Patient immer wieder zu uns zur vorbeugenden Behandlung. Da wir mit dem Patienten besprochen hatten, wie sinnvoll bei der vorliegenden Zuckerkrankheit Blutegel seien, setzten wir nicht nur Blutegel an der Lendenwirbelsäule, sondern auch an der Halswirbelsäule auf. Damit sollte die Durchblutung im Kopfbereich verbessert werden.

Als bei dem Patienten durch den langjährigen hohen Blutzucker Gefäßblutungen an beiden Augen auftraten, wurde bei ihm eine Lasertherapie der Augen begonnen. Um diese Behandlung zu unterstützen, setzten wir ihm in dieser Zeit die Blutegel an beide Schläfen. Innerhalb kurzer Zeit musste das Lasern der Augengefäße nicht mehr durchgeführt werden. Die Blutungen hatten wieder aufgehört. In den nächsten Jahren kam der Patient alle sechs Monate zur Blutegelbehandlung. Er fühlte sich sehr wohl und gesund. Sein Zustand war stabil.

Unglücklicherweise fiel der Patient vor einem Jahr beim Obstpflücken von der Leiter. Während des nachfolgenden Krankenhausaufenthaltes erlitt der jetzt 61-jährige Patient einen Schlaganfall. Dieser war so stark, dass eine weitere Betreuung von unserer Seite aus nicht möglich war.

Sehstörungen bei anderen Erkrankungen

Hier beschreiben wir die Krankengeschichte eines Patienten, dessen Sehstörung ungeklärte Ursachen hatte.

Aus der Praxis — **Sehstörungen auf dem rechten Auge**

Schon seit einigen Jahren behandelten wir den 63-jährigen Patienten wegen Wirbelsäulenbeschwerden. Zuerst erfolgten diese Behandlung ausschließlich chirotherapeutisch. Es war viel Überzeugungskunst notwendig, um dem Patienten den Sinn einer Blutegelbehandlung zu erläutern. Dies war uns schließlich gelungen und er war dann begeistert vom Erfolg dieser Behandlung.

Einige Zeit später kam er mit einem völlig anderen Problem zu uns. Die Wirbelsäule war schon lange beschwerdefrei. Neuerdings war bei ihm ein Schleier vor dem rechten Auge aufgetreten. Der Augenarzt konnte die Ursache nicht klären.

Nach einer neuraltherapeutischen Behandlung setzten wir ihm Blutegel an der Halswirbelsäule auf, um die Gehirndurchblutung positiv zu beeinflussen. Danach war der Schleier für einige Zeit verschwunden, Nach einigen Wochen traten die Beschwerden erneut auf. Dieses Mal erfolgten drei neuraltherapeutische Behandlungen. Die Blutegelbehandlung wurde ebenfalls wiederholt. Allerdings wurden die Tiere nicht nur an der Halswirbelsäule, sondern auch an der rechten Schläfe aufgesetzt. Zusätzlich bekam er ein homöopathisches Medikament von uns verordnet.

Erst eineinhalb Jahre später erschien der Patient wieder in unserer Praxis. Er war von der damaligen Behandlung begeistert. Mit seinen Augen hatte er seitdem keine Beschwerden gehabt. Jetzt waren erneut Wirbelsäulenbeschwerden aufgetreten. Hier ließ er sich sofort Blutegel ansetzen. Zusammen mit einer begleitenden chirotherapeutischen Behandlung konnten diese Beschwerden behoben werden.

In den nächsten Jahren musste der Patient nicht behandelt werden. Als er dann wieder in die Praxis kam, geschah dies wegen erneuter Wirbelsäulenbeschwerden, die ebenfalls schnell beseitigt werden konnten.

Erkrankungen der Ohren

Wir haben bereits im vorangehenden Text über Krankheiten der Ohren geschrieben. In diesem Kapitel wollen wir zwei Fälle erwähnen, die nicht so recht in die anderen Kapitel passen.

Hörsturz

Unter Hörsturz versteht man eine ausgeprägte einseitige Schwerhörigkeit, die sich im Laufe von Stunden ausbildet. Heute wird vermutet, dass der Hörsturz durch eine Virusinfektion hervorgerufen wird. Neben dem Hörverlust können Ohrgeräusche und Schwindel auftreten. Häufig sind jüngere Menschen oder Personen im mittleren Lebensalter davon betroffen. In den meisten Fällen normalisiert sich das Hörvermögen innerhalb von 10–14 Tagen. Wir haben die Beobachtung gemacht, dass in vielen Fällen das Hörvermögen nicht vollständig zurückkehrt. Die Durchblutungsförderung nach einer Blutegelbehandlung hilft, eine Ausheilung der Infektion zu unterstützen. Die Blutegel werden in diesen Fällen hinter den Ohren oder auch im Bereich der Halswirbelsäule aufgesetzt.

Hörsturz linkes Ohr — *Aus der Praxis*

Bereits seit vielen Jahren war die 71-jährige Patientin bei uns in der Praxis. Sie litt unter den verschiedensten Problemen wie Wirbelsäulenbeschwerden, Hämorrhoiden und Arthrose der Kniegelenke. Was ihr am meisten im täglichen Leben zu schaffen machte, war eine Makula-Degeneration. Wegen dieser Erkrankung hatte sie im Laufe der Jahre mehrfach Blutegel aufgesetzt bekommen. Ihre Sehfähigkeit war nach jeder Blutegelbehandlung im Bereich der Schläfen stabilisiert worden.

Bei einer Makula-Degeneration bildet sich die Makula zurück. Die Makula ist die Stelle des schärfsten Sehens im Auge. Die Patienten können dann nicht mehr scharf sehen. Ein Verzerrtsehen ist durchaus noch möglich, ebenso wie die Erkennung von Farben. Die Makula-Degeneration ist die häufigste Ursache für das im Alter herabgesetzte Sehvermögen.

Dieses Mal rief sie uns zu einem Hausbesuch, weil sie am Tag zuvor einen Gehörsturz auf dem linken Ohr erlitten hatte. Wir setzten ihr sofort Blutegel an der Halswirbelsäule und hinter beiden Ohren. Das rechte Ohr schlossen wir aus vorbeugenden Gründen in die Behandlung mit ein. Am nächsten Tag war sie beschwerdefrei. Sie hatte ihr völliges Hörvermögen zurückerhalten.

Nach einigen Tagen trat eine erneute Verschlechterung auf, die mit Schwindelattacken einherging. Neben einer neuraltherapeutischen Behandlung erhielt sie nochmals eine Blutegeltherapie. Daraufhin war der Schwindel verschwunden und ihr Hörvermögen fast normal. Insgesamt blieb als Restzustand eine geringe Hörminderung bestehen.

In den folgenden Jahren setzten wir die Behandlungen fort. Immer wieder erwähnt sie dankbar die gute Wirkung der Blutegel und möchte auch in Zukunft mit dieser Therapie weitermachen.

Schwerhörigkeit

Im Folgenden wird der Fall einer Patientin geschildert, bei der nach dem Ausspülen der Ohren eine Schwerhörigkeit aufgetreten ist.

Aus der Praxis **Schwerhörigkeit nach Ausspülen der Ohren**

Seit sich die 65-jährige Patientin vor zehn Tagen ihr Ohr ausspülen ließ, hörte sie nichts mehr und hatte auf diesem Ohr ein Druckgefühl.

Seit ungefähr zwei Jahren hatte sie zudem Schmerzen an der linken Schulter. Dadurch konnte sie den Arm nicht mehr nach oben strecken. Außerdem bestanden noch Krampfadern am linken Bein.

Da wir starke Verspannungen an der Halswirbelsäule und beiden Schultern feststellten, führten wir zunächst eine chirotherapeutische Behandlung durch. Dieser folgte bereits am nächsten Tag eine Blutegelbehandlung an der Halswirbelsäule. Leider ging es der Patientin danach nur minimal besser. Deshalb behandelten wir weiter mit Chiro- und Neuraltherapien. Dadurch entspannte sich der gesamte Halswirbelsäulen- und Schulterbereich. Die Beweglichkeit des Armes wurde langsam besser.

Bei einer weiteren Blutegelbehandlung setzten wir Blutegel hinter beiden Ohren. Daraufhin verschwand das Druckgefühl am linken Ohr. Sie konnte wieder völlig normal hören. Die Schulterbeschwerden waren ebenfalls weg. Es bestand noch eine schmerzlose Bewegungseinschränkung des linken Armes. Um die Beweglichkeit völlig herzustellen, zeigten wir der Patientin krankengymnastische Übungen für zuhause. Damit konnten wir die Behandlung beenden.

Erkrankungen der Zähne

Mit Krankheiten im Bereich der Zähne kommen die Patienten selten in unsere Praxis. In den meisten Fällen sind dies Erkrankungen, die durch einen Zahnarzt oder Kieferchirurgen behandelt werden müssen. Der folgende Fall war eine Ausnahme: Die Patientin kam mit einer Eiterung an der Zahnwurzel, die sie nicht operieren lassen wollte.

Eiterzahn im linken Oberkiefer — *Aus der Praxis*

Die 56-jährige Patientin kam mit starken Zahnschmerzen in die Praxis. Ihr Mann war bereits bei uns in Behandlung. Wir hatten ihn erfolgreich mit Blutegeln therapiert. Bei ihr bestand ein vereiterter linker oberer Eckzahn, den der Zahnarzt ziehen wollte. Dies hatte sie bisher abgelehnt, da sie Angst vor der Behandlung hatte.
Wir setzten der Patientin auf Höhe der vereiterten Zahnwurzel zwei Blutegel auf. Die Patientin war ganz begeistert, dass die Zahnschmerzen sofort nach der Behandlung zurückgingen. Einige Tage später berichtete sie freudestrahlend, dass sie überhaupt keine Schmerzen mehr habe. Der Eiter hatte sich aufgelöst und der Zahn konnte erhalten werden.

Verschiedene Krankheiten

Dieses Kapitel ist den Patienten gewidmet, die unter verschiedenen Beschwerden zu leiden hatten, die wir keiner bestimmten Krankheit zuordnen konnten. Das lag entweder an der Vielzahl der Beschwerden oder an den teilweise langjährigen Therapieverläufen. Dieses Kapitel stellt ein buntes Sammelsurium der verschiedensten Krankheiten dar. Darunter fallen Patienten mit schweren Grunderkrankungen, aber auch Patienten mit so genannten „nervösen" Beschwerden.

Aus der Praxis — Herzrasen, Unruhe, Schwindel und Wirbelsäulenbeschwerden

Der 56-jährige Patient litt unter allgemeinen vegetativen Störungen. Insbesondere klagte er über Herzrasen, Schweißausbrüche, allgemeine Unruhe und Schwindelanfälle. Zudem litt er unter Wirbelsäulenbeschwerden mit Kopfschmerzen. Häufig kam ein Taubheitsgefühl dazu, verbunden mit Schmerzen im rechten Bein und den drei mittleren Fingern der linken Hand.

Bei der Untersuchung fanden sich mehrere Blockierungen im Hals- und Lendenwirbelsäulenbereich und schmerzhafte Muskelverspannungen in der angrenzenden Muskulatur. Als Erstes wurde eine chirotherapeutische Behandlung durchgeführt. Darauf folgte eine Blutegeltherapie, bei der an der Hals- und Lendenwirbelsäule je acht Blutegel aufgesetzt wurden.

Nach der Blutegelbehandlung trat eine deutliche Besserung der Symptome ein. Nach zwei weiteren chirotherapeutischen Behandlungen waren sowohl die vegetativen als auch die Wirbelsäulenbeschwerden verschwunden. Bei einem erneuten Termin vier Monate später war der Patient noch beschwerdefrei und fühlte sich sehr wohl. In den späteren Jahren musste die Behandlung nicht wiederholt werden.

Beklemmungsgefühle, Angstzustände, Herzbeschwerden und Schweißausbrüche

Aus der Praxis

Bei der 34-jährigen, sehr adipösen Patientin bestanden verschiedenste Probleme. Seit 14 Jahren litt sie unter einer Angstneurose nach einem Verkehrsunfall. Diese äußerte sich in Angstzuständen im Auto, im Fahrstuhl sowie Ängsten um die Familie, dass das Haus in die Luft fliegen könnte und ähnlichen Dingen. Sie war depressiv. Ihrer Meinung nach war sie bisher in ihrem Leben ständig krank gewesen. Eine gewisse Schlappheit und Müdigkeit hemmten sie in ihrem Alltag. Sie klagte über Schmerzen und Verspannungen an der Halswirbelsäule, eine Schuppenflechte, die seit acht Jahren bestand, Pustelbildungen am gesamten Körper, von Zeit zu Zeit auftretenden Schwindel und Kopfschmerzen, die sich als starker Druck im Stirnbereich äußerten.

Nach einer chirotherapeutischen Behandlung setzten wir ihr an der Halswirbelsäule Blutegel auf. Die Halswirbelsäule wurde daraufhin fast beschwerdefrei. Nach einer weiteren chirotherapeutischen Behandlung war sie schmerzfrei.

Einen Monat später traten Schmerzen in beiden Oberarmgelenken auf, die mit zwei Blutegelbehandlungen zum Verschwinden gebracht werden konnten. Seit dieser Zeit kommt die Patientin regelmäßig mehrmals im Jahr zu einer Blutegelbehandlung. Die Blutegel haben bei ihr nicht nur eine gute Wirkung auf die Wirbelsäule, sondern bessern auch ihren gesamten Zustand und ihr Allgemeinbefinden.

Die Patientin selbst hat sich uns gegenüber einmal so ausgedrückt, dass es ihr nach der Blutegelbehandlung so gut ginge, dass sie Bäume ausreißen könnte. Die Müdigkeit sei wie weggeblasen und sie könnte wunderbar schlafen. Sämtliche körperlichen Beschwerden wie Verspannungen oder Kopfschmerzen seien wie ausgelöscht, selbst die Pustelbildungen und die Schuppenflechte seien deutlich geringer. Sie fühle sich leichter und gesünder. Ihre Konzentrationsfähigkeit sei wesentlich besser. Sie meint, dass sie die Blutegel bräuchte, und freut sich bereits auf die nächste Behandlung.

Aus der Praxis — Herzrhythmusstörungen, Kopfschmerzen und Schwindel

Die 65-jährige Patientin kam wegen verschiedener nervöser Störungen. Sie klagte über Kopfschmerzen, eine Empfindlichkeit des Magens, Wasserstauungen in den Beinen und Händen sowie Unruhezustände.

Sie kam gezielt wegen einer Schröpfkopf-Therapie, weil sie damit früher schon gute Erfahrung gemacht hatte. Nach einer Schröpfkopf-Behandlung fühlte sie sich jedes Mal sehr wohl.

In den folgenden vier Jahren wurde sie zweimal pro Jahr blutig geschröpft (siehe Kapitel „Die Geschichte der Blutegeltherapie"). Sie nahm an einer Mayr-Kur teil und wurde mehrfach wegen Verspannungen an der Halswirbelsäule chirotherapeutisch und mit Massagen behandelt.

Wegen beginnender Lendenwirbelsäulenbeschwerden wurden ihr nach diesen vier Jahren neben einer chirotherapeutischen Behandlung Blutegel an der Wirbelsäule angesetzt. Dies half ihr so gut, dass sie sich entschloss, zukünftig einmal jährlich Blutegel und Schröpfköpfe ansetzen zu lassen.

In den nächsten sieben Jahren kam die Patientin regelmäßig vorbeugend zu ihren Behandlungen, ohne dass sie über irgendwelche Beschwerden klagen konnte.

Dann traten Schwindel, Kopfschmerzen und Halswirbelsäulenbeschwerden auf, die wir mit einer Blutegelbehandlung, gefolgt von einer kombinierten Chiro- und Neuraltherapie, in den Griff bekamen. Damit konnten die Beschwerden zum Abklingen gebracht werden.

Die Patientin nahm wieder ihren gewohnten Rhythmus mit einem Wechsel zwischen Blutegeltherapie und Schröpfen auf. Während dieser Zeit war sie mit ihren mittlerweile fast 80 Jahren geistig und körperlich fit.

Als die Patientin ihr 80. Lebensjahr erreichte, begannen bei ihr verschiedene Altersbeschwerden. Immer wieder trat Schwindel auf, das Sehen verschlechterte sich, sie wurde vergesslich und fühlte sich zeitweise nicht wohl.

In diesem Jahr führten wir nur zwei Blutegelbehandlungen durch. Im Jahr darauf erlitt sie einen leichten Schlaganfall, von dem sie sich relativ rasch und gut erholte. Außerdem wurde bei ihr eine Parkinson-Erkrankung festgestellt.

Wegen ihres Alters und mäßigen Allgemeinzustandes führten wir keine Blutegelbehandlung mehr durch. Der Aufwand nach den Behandlungen wäre für die Patientin nicht mehr zumutbar gewesen. Stattdessen verabreichten wir der Patientin eine Serie von Aufbauspritzen. Damit fühlte sich die Patientin ganz gut und beendete die Behandlung. Die Patientin kam nicht mehr zu uns in die Praxis, da ihr Gesundheitszustand eine Therapie erforderte, die durch naturheilkundliche Verfahren nicht mehr zu leisten war. Rückblickend muss gesagt werden, dass die Patientin über 15 Jahre mit blutigem Schröpfen und Blutegelbehandlungen beschwerdefrei und gesund erhalten werden konnte. Die Patientin war sehr dankbar für die Jahre, in denen sie bis ins hohe Alter hinein selbstständig bleiben konnte.

Gelenkrheuma, Wirbelsäulenbeschwerden und Nahrungsmittelallergie

Aus der Praxis

Bei der 64-jährigen Patientin bestanden leichte Herzrhythmusstörungen. Sie klagte über Kopfschmerzen, Schwindel und kalte Hände. In der letzten Zeit ängstigten sie starke Krämpfe im Brustbereich. Sie hatte vor 15 Jahren eine Herzmuskelentzündung gehabt und litt seitdem unter hohem Blutdruck. Aus diesem Grund machten ihr die Brustkrämpfe große Sorgen. Verspannungen im Halswirbelsäulen-Schulterbereich verstärkten die Beschwerden. Sie kam gezielt zur Durchführung einer Blutegeltherapie in die Praxis, nachdem sie eine Blutegelvorführung von uns im Fernsehen gesehen hatte.

Wir führten eine erste Blutegelbehandlung an der Halswirbelsäule durch. Danach verstärkten sich zunächst ihre Beschwerden, vor allem der Schwindel und die Kopfschmerzen. Nach einigen Tagen wurde ihr Kopf „freier", viel freier als vorher.

Wir führten eine neural- und chirotherapeutische Behandlung durch und eine Woche später eine zweite Blutegelbehandlung an der Halswirbelsäule. Da sich daraufhin ihre Schmerzen an der Halswirbelsäule deutlich besserten, setzen wir ihr 14 Tage später Blutegel im Bereich beider Schultern auf.

Dieser Behandlung folgte erneut eine neural- und chirotherapeutische und eine letzte Blutegeltherapie an beiden Schultern. Abschließend wurden drei chirotherapeutische Behandlungen durchgeführt. Die Patientin war zum Schluss beschwerdefrei.

Als sie sich zwei Jahre später meldete, berichtete sie, dass bei ihr bis vor zwei Monaten keine ihrer ursprünglichen Beschwerden mehr bestanden hatten. Die Wirbelsäule war immer noch schmerz- und spannungsfrei. Jetzt hatte sie Herzrhythmusstörungen, erhebliche Blutdruckschwankungen und Sodbrennen. Sie fühlte sich kraftlos und müde. Eine leichte Dünndarmentzündung schwächte sie zusätzlich. Ihr Allgemeinzustand war schlecht. Dadurch hatte sie in den letzten sechs Wochen drei Kilo Gewicht verloren.

Wir setzten ihr Blutegel an der Lendenwirbelsäule auf. Normalerweise wäre der optimale Behandlungsort im Bereich der oberen Brustwirbelsäule gewesen. Da die Patientin aber zu einer Herzuntersuchung musste, wollte sie die Tiere nicht in dem für den Arzt sichtbaren Bereich aufgesetzt bekommen.

Sie war mit der festen Überzeugung gekommen, dass ihr auch dieses Mal die Blutegel gut helfen würden. Nach der Behandlung fühlte sich die Patientin bedeutend besser. Sie hofft, dass sie das blutverdünnende Medikament, das ihr der Herzspezialist verordnen will, nicht einnehmen muss.

Aus der Praxis — Asthma, Herzmuskelvergrößerung und Vermehrung der Blutkörperchen

Aufgrund eines Artikels über Blutegelbehandlungen in unserer Praxis kam die 44-jährige Patientin zu uns, um sich mit Blutegeln behandeln zu lassen.

Neben Krampfaderbeschwerden bestanden bei ihr seit einigen Jahren Ohrgeräusche in beiden Ohren. Schon seit drei Jahren klagte sie über Schwindel und Kopfschmerzen. Diese Beschwerden waren bei ihr bereits in der Kindheit aufgetreten. Viele Jahre war sie allerdings beschwerdefrei gewesen, bis die Beschwerden jetzt neu aufgetreten waren. Wir stellten an der Wirbelsäule muskuläre Verspannungen fest, die ihr jedoch keinerlei Beschwerden bereiteten. Aufgrund der engen Verbindungen zwischen Ohrgeräuschen, Schwindel und Kopfschmerzen führten wir zunächst eine chirotherapeutische Behandlung durch, der eine Blutegeltherapie an der Lendenwirbelsäule folgte.

Da ihr die Krampfadern die meisten Probleme bereiteten, versuchten wir zunächst, diese günstig zu beeinflussen. Es folgten in den nächsten vier Wochen zwei weitere Blutegelbehandlungen an den Krampfadern der linken Wade. Bei dieser Patientin traten dabei leicht verstärkte Lokalreaktionen auf, die jedoch problemlos abheilten.

Nach diesen Behandlungen ging es der Patientin gut. Die Kopf- und Krampfaderbeschwerden waren wesentlich besser geworden. Eine Verringerung der Ohrgeräusche stellte sie ebenfalls fest. Der Schwindel war jedoch unbeeinflusst geblieben.

Sechs Monate später führten wir eine Blutegelbehandlung an der Halswirbelsäule durch. Dadurch verschwand der Schwindel vollständig. Die Patientin war bis auf die verbliebenen Ohrgeräusche beschwerdefrei und beendete die Behandlung.

Gelenkrheuma, Wirbelsäulenbeschwerden und Nahrungsmittelallergie

Aus der Praxis

Die 61-jährige Patientin hatte in der Zeitung über die Blutegelbehandlung gelesen und kam gezielt mit dem Wunsch, sich Blutegel ansetzen zu lassen.

Da die Patientin weit entfernt wohnte und sie deshalb mehrere Blutegelbehandlungen direkt nacheinander durchführen lassen wollte, beschlossen wir, sie bei uns im Haus unterzubringen. Dadurch hatten wir sie unter Beobachtung und konnten mehrere Blutegelbehandlungen direkt nacheinander durchführen.

Diese Patientin litt unter vielen verschiedenen Problemen. Nach Zahnentfernungen vor vier Jahren war ihr Kiefer sehr empfindlich geblieben. Schon seit 40 Jahren hatte sie gelenkrheumatische Beschwerden an vielen Gelenken. In den letzten Jahren litt sie besonders unter Kopfschmerzen und Beschwerden an der Hals- und Lendenwirbelsäule. Im Allgemeinen reagierte sie auf Nahrungsmittel sehr empfindlich und neigte stark zu kontaktallergischen Reaktionen.

Zunächst setzten wir ihr Blutegel am linken Ohr und Kiefergelenk auf. In den darauffolgenden zwei Wochen wurden ihr Blutegel an der Halswirbelsäule, am linken Kiefergelenk und Ohr und an der linken Wade angesetzt. Dort litt sie unter den Nachwirkungen eines Hundebisses vor einigen Jahren. Zum Abschluss wurden ihr Blutegel oberhalb des Schambeins aufgesetzt, da auch dort ebenfalls Schmerzen bestanden.

Die Patientin fühlte sich nach diesen zwei Wochen sehr gut. Sie meinte, sie sei richtig „gesund, ausgeputzt und munter". Gerne würde sie so eine Kur in Zukunft wiederholen. Insgesamt hatten sich ihre Beschwerden deutlich gebessert.

Patientenbericht

Im Folgenden noch zwei Patientenberichte aus unserer Praxis. Im ersten Fall hat die Patientin ihre Erfahrungen mit den Blutegeln speziell für dieses Buch aufgeschrieben. Das Gedicht der zweiten Patientin erhielten wir nach einer erfolgreich durchgeführten Blutegelbehandlung bei Kniegelenkverschleiß.

Meine Erlebnisse mit Blutegeln
Im Sommer 1982 war ich zum ersten Mal bei Frau Moser in Behandlung. Damals hatte ich akute Probleme mit Magen und Blase. Sehr schnell hatten wir ein großartiges Verhältnis zueinander und ich wusste: Dieser Frau kann man vertrauen. Im Laufe der Zeit kamen noch einige andere Beschwerden hinzu, bei deren Behandlung Frau Moser mich immer wieder auf die großartige Heilkraft der Blutegel aufmerksam machte.

Bei mir löste jedoch diese Vorstellung immer den gewissen „Igitt-Effekt" aus. Ich konnte mich nicht an den Gedanken gewöhnen, solche „schwarzen Würmer" an mir zu haben. Diese Abneigung blieb bis zum Oktober 1988 bestehen.

Es war der 31.08.1988. Bei einer Aufführung eines Freilichttheaters durfte ich als Statistin mitwirken. Während dieses Stückes stolperte ich unglücklich über einen Pflasterstein unseres historischen Marktplatzes und zog mir eine dreifache Sprunggelenksfraktur des linken Fußes zu, die operativ mit Nägeln, Platten und Schrauben behandelt werden musste.

Schon beim ersten Besuch machte mich Frau Moser wieder auf die Blutegel aufmerksam. Man sollte gleich nach Entfernung des Gehgipses die Tierchen ansetzen, um den Bluterguss, der sich noch im Gelenk befindet, zu lindern und somit die Bewegungsfreiheit zu verbessern. Nach langem Zögern und sehr schmerzhaften Erfahrungen beim Bewegen des Fußes entschloss ich mich nun doch, diese Behandlung einmal an mir vornehmen zu lassen.

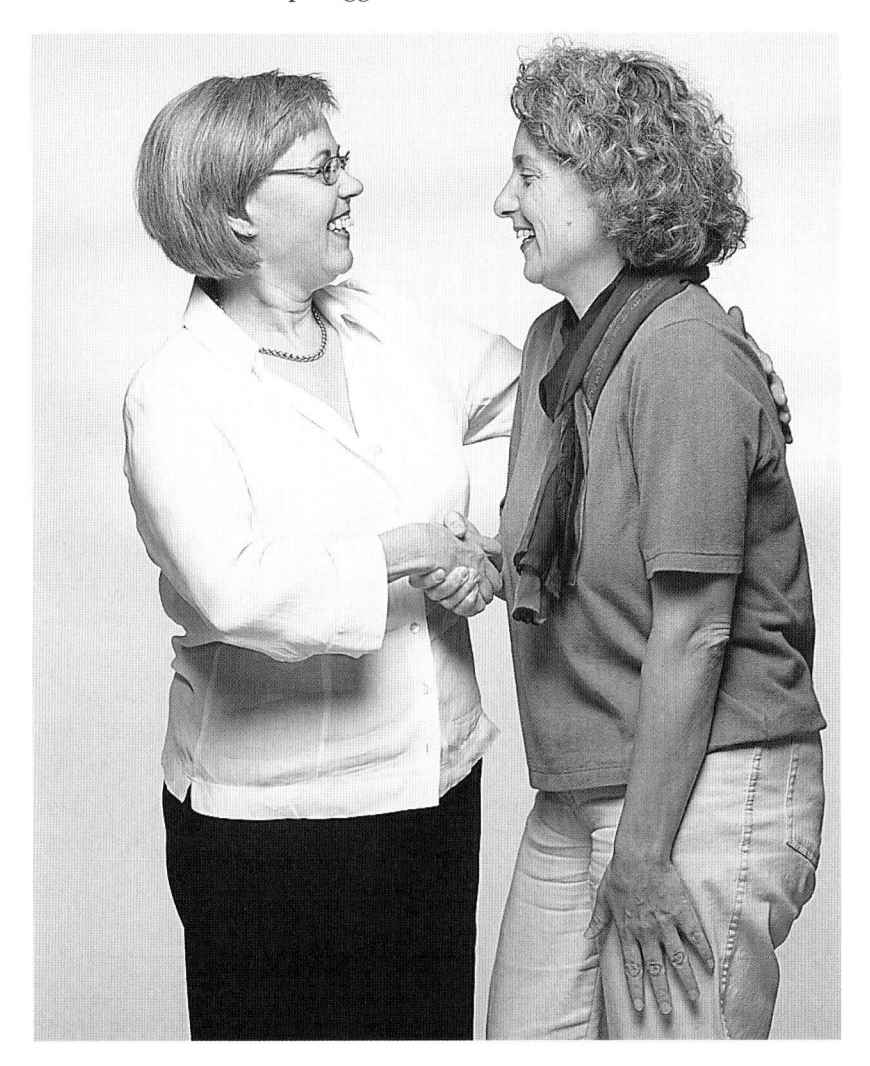

Beim ersten Termin hatte ich noch nicht den Mut zuzusehen, was da so geschieht. Als ich jedoch nach Beendigung der Anwendung von der Liege herunterkletterte, glaubte ich selbst nicht, was ich fühlte bzw. nicht mehr fühlte. Es war, als hätte man einen großen aufgeblasenen Luftballon aus meinem Sprunggelenk entfernt. Ich konnte schmerzfrei gehen, die Schwellung klang rasch ab, und nach zehn Wochen war es so weit, dass ich wieder zu Arbeit gehen konnte. Aufgrund dieser Erfahrung hat sich meine Einstellung zu Blutegeln natürlich grundlegend verändert.

Nach einem halben Jahr wurde bereits das Metall wieder entfernt und sofort im Anschluss wiederholten wir die Blutegelbehandlung. Dieses Mal mit dem Unterschied, dass ich zusah, wie diese kleinen, unscheinbar wirkenden Tiere arbeiteten.

In den nachfolgenden Jahren gab es noch verschiedene Anlässe zu einer Blutegelbehandlung und sie war jedes Mal erfolgreich, vor allem bei den Wirbelsäulenbeschwerden, die infolge meiner überwiegend sitzenden Tätigkeit sehr häufig auftraten.

Im Jahr 1997 musste mir die rechte Brust amputiert werden. Ich hatte Brustkrebs. Es war ein weiteres einschneidendes Ereignis in meinem Leben. Frau Moser betreute mich in dieser Zeit nicht nur homöopathisch, sondern auch menschlich. Auch hier hat eine Behandlung mit Blutegeln zu einer raschen Wundheilung beigetragen und einen beginnenden Lymphstau verhindert. Ich hatte dadurch nie Probleme mit dem so genannten „dicken Arm".

Ein Jahr später bekam ich starke Schmerzen im linken Schultergelenk. Die Gelenkkapsel schrumpfte, ich konnte den Arm nicht mehr hoch halten und hatte starke Schmerzen. Die Anwendung von Blutegeln linderte meine Beschwerden auf ein erträgliches Maß und verhinderte eine Entzündung im Schultergelenk in der Zeit bis zum Operationstermin. Auch hier setzten wir nach erfolgtem Eingriff wieder Blutegel an, um so den durch die Operation entstandenen Bluterguss zu lindern. Heute bin ich beschwerdefrei und kann wieder alles tun.

Meine Erfahrungen mit Blutegeln sind durchweg positiv, und ich bin Frau Moser sehr dankbar, dass sie vor 13 Jahren so hartnäckig blieb. Es ist für mich inzwischen eine schöne Sache, diesen Tierchen zuzusehen, denn sie tun Gutes!

Gedicht einer Patientin nach einer Blutegelbehandlung am Knie

Ach wie gut, dass es sie gibt!
Auch wenn jeder sie nicht liebt.
Ausgehungert, schlank und schmal,
ist es ihnen ganz egal,
wo sie saugen können Blut,
fühlen sie sich richtig gut!
Endlich, wenn sie prall und rund,
schließen sie den gier'gen Schlund.
Lassen fallen sich voll Wonne
in die große Wassertonne.
Die Egel hab'n die Pflicht getan,
jetzt fängt das große Warten an!
Stellt sich der Erfolg wohl ein,
wird das Knie bald besser sein?
Nun, das eine ist schon klar:
Morgenschlaf ist wunderbar!
Ist der erste Schritt getan,
ohne Hinken geht's voran!
Diese Kur ist nun zu Ende.
Dankbar reich' ich meine Hände
für die viele Zeit und Müh'
um mein knirschend lahmes Knie!

Wie finde ich einen geeigneten Therapeuten?

Hat sich der Patient für eine Behandlung mit Blutegeln entschieden, tritt häufig das Problem auf, einen Therapeuten in der näheren Umgebung zu finden, der mit Blutegeln behandelt. Deshalb haben wir in dieses Buch ein Verzeichnis von Blutegeltherapeuten aufgenommen.
Über die Qualität der einzelnen Therapeuten und ihre Erfahrung mit der Blutegeltherapie können wir hier jedoch keine Aussage machen.
Die Therapeutenliste finden Sie auf der Internetseite www.blutegelmoser.de. Dort wird das Verzeichnis ständig aktualisiert.

Kriterien für einen guten Blutegeltherapeuten

Um Ihnen die Entscheidung, bei wem Sie eine Blutegelbehandlung durchführen lassen wollen oder nicht, etwas zu erleichtern, führen wir Ihnen einige Kriterien auf, die einen guten Blutegeltherapeuten auszeichnen.
Folgende Fragen sollten zu Ihrer Zufriedenheit beantwortet sein:

- Wirkt der Therapeut kompetent auf mich?
  Das betrifft nicht nur die Blutegelbehandlung selbst. Auch die Gegenanzeigen müssen vom Therapeuten sorgfältig abgeklärt und abgewogen werden. Die gründliche und verständliche Aufklärung des Patienten ist ein weiterer wichtiger Punkt. Dies führt direkt zur nächsten Frage.

- Nimmt sich der Therapeut genug Zeit für mich,
  oder werde ich schnell abgefertigt?
  Bei Ihrem Termin sollten Sie sich die Frage stellen, ob der Therapeut auf Ihre Ängste, Befürchtungen und Fragen eingegangen ist oder nicht. Zum Erfolg einer Blutegelbehandlung trägt wesentlich die gute Vorbereitung des Patienten bei. Geht der Patient mit Ängsten in die Behandlung, wird dies ein schlechtes Erlebnis in seinem Leben

darstellen. Das führt dazu, dass der Erfolg der Behandlung nicht so ist, wie er sein könnte, und dass der Patient die Behandlung mit Sicherheit nicht wiederholen wird. Stress beim Therapeuten und dessenmangelndes Einfühlungsvermögen sind die schlechtesten Voraussetzungen für eine Blutegelbehandlung.

- Wie ist der Raum gestaltet, in dem die Behandlung stattfindet?
  Auf diesen Punkt sind wir im Kapitel „Räumlichkeiten" schon eingegangen. Hier noch einmal das Wichtigste in aller Kürze: gemütliche Umgebung, bequeme Liege oder Sitzgelegenheit, keine grelle Beleuchtung, angenehme Umgebungstemperatur und eventuell eine Klingel.

Therapeutenverzeichnis

Beyer, Irmgard
Heilpraktikerin
Stadtrandsiedlung 111
03130 Spremberg
Tel.: 03563 605637
Fax: 03563 605637

Rausch, Marion
Heilpraktikerin
Stolzenhagener Straße 2
12679 Berlin
Tel.: 030 9337397
Fax: 030 9337397
UliMarionRausch@compuserve.de

Schulz, Reiner
Heilpraktiker
Rüdesheimer Platz 8
14197 Berlin
Tel.: 030 8217408

Reger, Katin
Heilpraktikerin
Hansastraße 20
20149 Hamburg
Tel.: 040 44191899
katin.reger@t-online.de
www.naturgegenkrebs.de

Speidel, Katrin Anna
Heilpraktikerin
Am Weiher 5
20255 Hamburg
Tel.: 040 402952
Fax: 040 4014692
Katrin.Speidel@t-online.de

Koepsell, Birgit
Heilpraktikerin
Uppenhof 5
22359 Hamburg
Tel.: 040 6032204

Osterloh, Bernd
Heilpraktiker
Uppenhof 5
22359 Hamburg
Tel.: 040 6037085

Johanssen, Adrienne
Tierheilpraktikerin
Auguste-Baur-Straße 19
22587 Hamburg
Tel.:040 8700746

Lühnen, Verena
Heilpraktikerin
Am Waldpark 62
22589 Hamburg
Tel.: 040 8226408

Bortfeld, Bettina
Heilpraktikerin
Virchowstr.18
22767 Hamburg
Tel. 040/3809392
Fax 040/3806512

Honold, Michaela
Heilpraktikerin
Virchowstr.18
22767 Hamburg
Tel. 040/3809392
Fax 040/3806512

Bölke, Walburga
Heilpraktikerin
Markt 19
25813 Husum
Tel.: 04841 82875
Fax: 04841 82876

Creutzfeldt, Birgit
Heilpraktikerin
Mühlenweg 4
26532 Berumerfehn
Tel.: 04936 7773
Fax: 04936 914912
info@heilfasten-frauen.de
www.heilfasten-frauen.de

Murra, Marie
Heilpraktikerin
Kirchenallee 2
26676 Elisabethfehn
Tel.: 04499 923022/923021

Murken, Heinz
Heilpraktiker
Sternwartestraße 4
28865 Lilienthal
Tel.: 04298 2055
Fax: 04298 2059
murkenh@aol.com

Spode, Dr. med. Reinhard
Arzt für Allgemeinmedizin
Egbert Rittner
Praktischer Arzt
Kabenstraße 6
29643 Neuenkirchen
Tel. 05195/1259
Fax 05195/2612

Naturheilzentrum für Pferde und Hunde
Dagmar und Ralf Peters
Falkenhof
35753 Greifstein
Tel.: 06449 719688
Fax: 06449 719690
gestuet@falkenhof-peters.de
www.falkenhof-peters.de

Winkler, Matthias
Heilpraktiker
Lerchenweg 6
38465 Brome
Tel.: 05833 970486
Fax: 05833 9559028

Wallutis, Peter
Heilpraktiker
Altendorfer Straße 426
45143 Essen
Tel. 0201/641597
eMail: wallutis@t-online.de

Ostermann, Petra
Heilpraktikerin
Genterstraße 56
46147 Oberhausen
Tel. 0208/685051
eMail POstermann46147@aol.com

Jeltsch, Martin
Heilpraktiker
Friedrichstraße 8
58636 Iserlohn
Tel. 02371/23062

Knorr, Gabriele
Heilpraktikerin
Friedberger Landstraße 3
61197 Florstadt
Tel.: 06035 917595
Fax: 06035 917596
knorr.florstadt@t-online.de

Meyer, Manuela und Thomas
Heilpraktiker
Brunnenstraße 4a
63571 Gelnhausen-Roth
Tel.: 06051 15580
T.Meyer-Gelnhausen@t-online.de
www.meyer-naturheilpraxis.de

Laval-Armand, Claudia
Heilpraktikerin
Rentrischer Weg 49
66386 St. Ingbert
Tel.: 06894 34104
Fax: 06894 34104

Gänsl, Elke
Heilpraktikerin
Ringstraße 37 a
67574 Osthofen
Tel.: 06242 3802
Naturheilpraxis.Gaensl@web.de

Müller, Sylke
Heilpraktikerin
Marktstraße 16
71111 Waldenbuch
Tel. 07157/880234
eMail stevia@t-online.de

Lucht, Dieter
Heilpraktiker
Bahnhofstraße 33
71364 Winnenden
Tel.: 07195 61518
Fax: 07195 940954

Weinbrenner, Edith
Heilpraktikerin
Endersbacher Straße 17
71384 Weinstadt
Tel.: 07151 603726
Fax: 07151 610297

Maser, Dagmar
Heilpraktikerin
Marktplatz 20
71691 Freiberg a.N.
Tel.: 07141 271834
Fax: 07141 68898420

Mock, Klaus
Heilpraktiker
Boßlerstraße 66
73265 Dettingen
Tel.: 07021 54610
Fax: 07021 82982

Kästle, Rosemarie
Heilpraktikerin
Grünewaldstraße 12
73433 Aalen
Tel.: 07361 74933
Fax: 07361 74955
74933@gmx.de

Moser, Claudia
Ärztin
Uhlandstraße 90
73614 Schorndorf
Tel. 07181/410431
Fax 07181/410491
eMail info@praxis-moser.de
www.praxis-moser.de

Moser, Karla
Heilpraktikerin
Uhlandstraße 90
73614 Schorndorf
Tel. 07181/65800
Fax 07181/972877
eMail
info@naturheilpraxis-moser.de
www.naturheilpraxis-moser.de

Rapp, Brigitte
Heilpraktikerin
Ringstraße 32
73614 Schorndorf
Tel.: 07181 73621
Fax: 07181 73621

Reiwer, Iris
Heilpraktikerin
Kerner Straße 4
74405 Gaildorf
Tel.: 07971 23243
Fax: 07971 23245
Iris.Reiwer@aol.com

Polenk, Helmut
Heilpraktiker
Ludwigstraße 29/1
74564 Crailsheim
Tel.: 07951 45706

Lohmann-May, Frauke
Heilpraktikerin
Kronengasse 3
75331 Engelsbrand
Tel.: 07235 3088
FraukeundRainer@aol.com

Bosch, Kerstin
Heilpraktikerin
Vogelstockerhof
76857 Eußerthal
Tel. 06345/9535-45
Fax 06345/9535-60
email: k.bosch@vogelstockerhof.de

Leonhard, Juliane
Heilpraktikerin
Klingbachstrasse 21
76872 Steinweiler
Tel. 06349/990320
Fax 06349/990320

Huber, Carina
Heilpraktikerin
Lehwald 2
77728 Oppenau
Tel. 07804/910953
Fax 07804/910955

Otto, Simone
Heilpraktikerin
Herdstraße 81
78050 Villingen-Schwenningen
Tel.: 07721 28832
Fax: 07721 507584
simoneottovs@01019freenet.de

Dreher, Waltraud
Heilpraktikerin
Hauptstraße 23
78647 Trossingen
Tel.: 07425 325213

Schöllhammer, Kunigunde
Heilpraktikerin/Psychotherapeutin
Im Eigental 20
78736 Epfendorf/Trichtingen
Tel. 07404/914970 oder 910622
Fax 07404/914980

Zorer, Dipl.-Ing. agr. Ernst
Heilpraktiker
Bahnhofstraße 27
79189 Bad Krozingen
Tel.: 07633 939939
Fax: 07633 406803
Ernst.Zorer@t-online.de

Ramspeck, Gertrude
Heilpraktikerin
Obergünzburger Straße 25
87671 Ronsberg
Tel.: 0171 6783070

Thews, Franz
Heilpraktiker
Bäckergasse 8
97502 Euerbach
Tel: 09726 1609
Thewa.Obbach@t-online-de

Die häufigsten Fragen

Zur besseren Übersicht und zum schnellen Nachschlagen haben wir in diesem Kapitel die Fragen zusammengestellt, die uns am häufigsten gestellt werden. Die Antworten sind mit Absicht knapp gehalten. Bei jeder Antwort findet sich ein Verweis auf das entsprechende Kapitel, in dem ausführlicher auf dieses und ähnliche Themen eingegangen wird.

Woher kommen die Blutegel?

Die meisten in Deutschland verwendeten Blutegel kommen aus Naturschutzgebieten in der Türkei oder aus Kroatien. Es gibt zwar Züchtereien in Deutschland. Diese Tiere sind jedoch sehr teuer und bieten keinen Vorteil gegenüber den importierten Blutegeln (siehe Kapitel „Die Herkunft der Blutegel").

Wie werden Blutegel gehalten?

Die Haltung der Blutegel kann in Aquarien oder größeren Behältern aus Glas, Ton oder lebensmittelechtem Kunststoff erfolgen. Die Aufbewahrungsgefäße müssen dicht verschließbar sein. Dabei muss für eine ausreichende Sauerstoffzufuhr gesorgt und das Wasser regelmäßig erneuert werden (siehe Kapitel „Die Haltung der Blutegel").

Wie kommt die Wirkung der Blutegel zustande?

Auch wenn eine gewisse Wirkung durch den Blutverlust erreicht wird, kommt die Hauptwirkung durch das Sekret des Blutegels zustande. In diesem Sekret sind verschiedene Inhaltsstoffe enthalten. Diese sind zum Teil in ihrer Struktur und Wirkungsweise bekannt. Die einzelnen Bestandteile sind verantwortlich für die besondere Wirkung des Blutegels (siehe Kapitel „Was macht die Wirkung der Blutegel aus?").

Welche Substanzen enthält das Sekret des Blutegels?

Der wohl bekannteste Bestandteil des Blutegelsekrets ist das Hirudin mit einer lokal gerinnungs- und entzündungshemmenden Wirkung. Außerdem kennt man die Egline (entzündungshemmend), die Bdelline (Enzymhemmer), die Hyaluronidase (gefäßerweiternd), die Destabilase

(Auflösung von Gefäßgerinnseln) und das Calin (gerinnungshemmend) (siehe Kapitel „Was macht die Wirkung der Blutegel aus?").

Weshalb sitzen die Blutegel immer dicht aufeinander?

Durch den Biss des ersten Blutegels wird die Durchblutung in diesem Gebiet stark erhöht. Da sich Blutegel gerne an gut durchblutete Haut ansetzen, fördert diese verstärkte Hautdurchblutung den Biss des zweiten Blutegels in der Nähe des ersten (siehe Kapitel „Das Ansetzen der Blutegel").

Bleiben die Blutegel nach dem Aufsetzen so lange sitzen, dass der Patient sie mit nach Hause nehmen muss?

Die Nahrungsaufnahme der Blutegel dauert zwischen zwanzig Minuten und zwei Stunden. In dieser Zeit bleibt der Patient in der Praxis. Nachdem die Blutegel abgefallen sind, wird dem Patient ein Verband angelegt. Mit diesem Verband geht er nach Hause. Die Blutegel bleiben in der Praxis (siehe Kapitel „Die eigentliche Blutegelbehandlung").

Bleibt der Kiefer nach dem Loslassen des Blutegels in der Haut zurück?

Lässt der Blutegel von allein los, löst er sich einschließlich seines Kiefers von der Haut. Nur bei einem gewaltsamen Entfernen des Blutegels während des Saugens könnte es passieren, dass der Kiefer aus dem Maul des Blutegels gerissen wird und in der Haut zurückbleibt. Das ist einer der Gründe, weshalb der Saugakt des Blutegels nicht unterbrochen werden darf (siehe Kapitel „Die Nahrungsaufnahme der Blutegel").

Wie stoppt man die Nachblutung nach der Blutegelbehandlung?

Die Nachblutung sollte nicht gestoppt werden. Sie ist ein Teil der Wirkung der Blutegeltherapie. Zusätzlich ist sie ein wichtiger Mechanismus der Wundreinigung. Nach einigen Stunden hört die Nachblutung von selbst auf. Nur in Fällen von verstärkter oder verlängerter Nachblutung sollte ein Druckverband angelegt werden (siehe Kapitel „Die Nachsorge des Patienten").
Dreher, Waltraud

Wie hoch ist der Blutverlust bei einer Blutegelbehandlung?

Ein Blutegel saugt zwischen drei und sechs Milliliter Blut. Durch die Nachblutung verliert man in der Regel pro Blutegel zwischen 20 und 30 Milliliter Blut. Pro Blutegel ergibt dies einen Verlust von 23 bis 36 Milliliter Blut. Bei einer Behandlung mit zehn Tieren liegt der Blutverlust folglich ungefähr bei 200 bis 400 Milliliter (siehe Kapitel „Die Nahrungsaufnahme der Blutegel").

Besteht eine Infektionsgefahr durch eine Behandlung mit Blutegeln?

Mögliche Infektionsquellen bei einer Blutegelbehandlung sind Infektionen der Wunde nach der Behandlung oder die Blutegel selbst. In ihrem Darm, auf der Haut und im Schleim auf der Haut der Blutegel befinden sich Bakterien. Durch geeignete Maßnahmen kann eine Infektion durch diese Bakterien weitestgehend verhindert werden. Nachträgliche Infektionen der Wunde können durch entsprechende Verhaltensmaßnahmen während und nach der Behandlung in den meisten Fällen vermieden werden (siehe Kapitel „Seltene Nebenwirkungen").

Sind „Rentnerteiche" sinnvoll?

Immer wieder kommt die Frage, ob wir die gebrauchten Blutegel nicht zurücknehmen und in Teiche, die unter unserer Aufsicht stehen, aussetzen könnten. Zu diesem Thema gibt es Verschiedenes zu sagen:
Zunächst ist die Vorstellung völlig falsch, dass die Blutegel, die wir in der Therapie verwenden, „Rentner" wären. Die Blutegel, die therapeutisch genutzt werden können, sind drei bis vier Jahre alt. Wie bereits beschrieben (siehe Kapitel „Die Biologie der Blutegel"), können Blutegel sehr alt werden, manchmal bis zu 25 Jahre. Das bedeutet, dass die Blutegel, die in diese „Rentnerteiche" gesetzt werden, noch gut weitere 10–15 Jahre leben können. In dieser Zeit müssen sie versorgt werden. Die toten Tiere müssen aus dem Teich entfernt werden, da sonst das Wasser kippt und alle Blutegel in dem Gewässer sterben. Da in diesem Teich aber nur gesättigte Blutegel ausgesetzt werden, sterben wesentlich mehr Tiere als in normalen Teichen. Nach dem Fressen sterben 50–70 Prozent der Blutegel auf natürliche Weise.
Neben der Entfernung der toten Blutegel müssen die lebenden in

gewissen Abständen gefüttert werden. Auch wenn die Blutegel sehr lange Zeit ohne Nahrung auskommen können, benötigen sie in ihren verbleibenden 10–15 Lebensjahren noch einige Mahlzeiten.

Da – wie bereits erwähnt – die gebrauchten Blutegel nicht ausgesetzt werden dürfen, ist ein Rücktransport in die Türkei ebenfalls nicht möglich. Aus den genannten Gründen dürfen diese Blutegel auch nicht zur Zucht verwendet werden. Dabei besteht das Problem, dass die Tiere am Menschen saßen. Das Blut dieser Mahlzeit dient in der ersten Zeit im Kokon und nach dem Schlüpfen den Jungtieren als Nahrung.

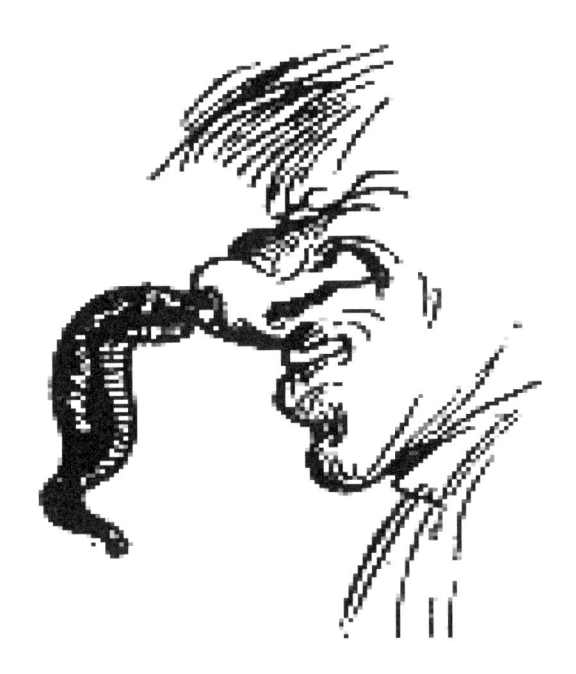

„Weniger gefährlich, ja unter Umständen sehr heilsam, ist der Blutegel, auch Schröpfkopf genannt, wenn er in größerer Zahl angewendet werden soll. Er findet sich häufig bei Geschwülsten und Entzündungen. Er sauft, wie manche Menschen, so lange, bis er nicht mehr kann. Möge der freundliche Leser von ihm und anderen Ungeheuern bewahrt und uns sowie allen anderen Animalien freundlich gewogen bleiben."

Zeichnung und Zitat von Wilhelm Busch, aus: Prof. Dr. Konrad Herter, Der medizinische Blutegel, A. Ziemsen Verlag, 1968

Literatur

Prof. Dr. Konrad Herter: Der medizinische Blutegel, Die neue Brehm-Bücherei, A. Ziemsen Verlag 1968, Lizenz-Nr. 252-510/20/67

Heinz Bottenberg: Die Blutegelbehandlung – Ein vielseitiges Verfahren der biologischen Medizin, Hippokrates Verlag 1983, 3. Auflage, ISBN 3-7773-0625-8

Ingo Wilhelm Müller: Handbuch der Blutegeltherapie – Theorie und Praxis, Haug Verlag 2000, ISBN 3-8304-7016-9

R. Stange, C. Moser, B. Uehleke, M. B-FChring: Randomized controlled trial with leeches in patients with gonarthrosis, Alternative Therapies in Health and Medicine 7, S. 31, 2001

H. Chmiel, I. Anadere, K. Moser: Hemorheological changes under blood leeching, Clinical Hemorheology Vol. 9, 569-576, 1989